Planned Parenthood

E AÍ, VAMOS FALAR DE SEXO?

EXPERTS RESPONDEM ÀS DÚVIDAS MAIS FREQUENTES DOS JOVENS

TRADUÇÃO
UBK Publishing House

ubook UBK Publishing House

Publicado mediante acordo com a DropCap. Edição original do livro *In Case You're Curious: Questions about Sex from Young People with Answers from the Experts* publicada pela Start Midnight.

COPIDESQUE Know How
REVISÃO Débora Ferreira e Douglas Santos
CAPA E DIAGRAMAÇÃO Bruno Santos

Dados Internacionais de Catalogação na Publicação (CIP)
(Câmara Brasileira do Livro, SP, Brasil)

E aí, vamos falar de sexo? : experts respondem as dúvidas mais frequentes dos jovens / Planned Parenthoo ; tradução UBK Publishing House. -- Rio de Janeiro : Ubook Editora, 2021.

Título original: In case you're curious
ISBN 978-65-5875-107-6

1. Adolescentes - Comportamento sexual 2. Ética sexual para adolescentes 3. Orientação sexual para adolescentes I. Planned Parenthood.

21-56242 CDD-613.95107

Ubook Editora S.A
Av. das Américas, 500, Bloco 12, Salas 303/304,
Barra da Tijuca, Rio de Janeiro/RJ.
Cep.: 22.640-100
Tel.: (21) 3570-8150

Este livro é dedicado à próxima geração, a juventude de hoje. Sua geração tem o poder de equilibrar a balança e fazer do mundo um lugar melhor. Um lugar onde todo sexo é bem-vindo (estritamente consensual), onde as pessoas possam viver abertamente, sem medo de serem discriminadas por amarem quem amam ou por se identificarem como se identificam. Um lugar onde as pessoas têm todas as informações de que precisam para tomar a decisão mais saudável para elas mesmas. E um lugar onde a sexualidade é valorizada.

Nós acreditamos em vocês e é por vocês que estamos aqui!

SUMÁRIO

PREFÁCIO

Sexo. Está em toda parte. Ou pelo menos é isso que as pessoas sempre dizem e, honestamente, não estão totalmente erradas: estamos cercados por sexo durante todo o dia, todos os dias. Vemos, rotineiramente, imagens de cunho sexual em comerciais e cantamos, sem dar muita importância, as letras de nossas músicas favoritas, permeadas de conteúdo sexual. E, ainda assim, o tema sexo é frequentemente abafado, desmerecido e policiado de maneiras que outras áreas da saúde não são. Se a sexualidade faz parte do ser humano e é experimentada em cada fase da vida, então por que é tão difícil falar sobre ela?

Bem, há inúmeras respostas a essa pergunta. Grande parte do problema reside em como os Estados Unidos encaram a educação sexual. A maioria dos adultos pensa que os jovens estão aprendendo tudo o que precisam saber sobre sexo, relacionamentos e sobre seus corpos na escola. Mesmo que na realidade estadunidense[1] exista um apoio generalizado, entre os pais de alunos, à educação sexual como conteúdo integrante das disciplinas no ensino fundamental e médio, a coisa não tem acontecido bem assim.[*] Acredite ou não, apenas 24 estados e o distrito de Colúmbia exigem que as escolas ensinem educação sexual, e desses, apenas treze estados exigem que as informações fornecidas sejam medicamente precisas.[2] Alguns estados têm até leis que ditam se as informações fornecidas sobre temas como orientação sexual devem ser apresentadas de uma forma negativa ou positiva.[3] Há uma diferença perceptível entre o que os jovens deveriam estar aprendendo e quais informações eles estão de fato recebendo na sala de aula.

---

* No Brasil, conteúdos sobre educação sexual nas escolas como parte das disciplinas são alvo de discussão e controvérsia. [N.E.]

Na Planned Parenthood, temos desempenhado o papel de fornecedores e defensores da assistência de saúde sexual de alta qualidade há mais de cem anos e somos o maior fornecedor de ferramentas para disseminar informações sobre educação sexual dos Estados Unidos. Isso significa que, quando se trata de educação sexual, já ouvimos tudo: de bom e de ruim! Desde problemas como a cultura de fazer piadas com pessoas sexualmente ativas, os jovens norte-americanos têm recebido mensagens bastante distorcidas sobre sexo e relacionamentos ao longo das últimas décadas, o que leva ao sentimento de que sexo é algo proibido e até vergonhoso de ser conversado.

Mas estamos aqui para ajudar a mudar isso! Como educadores sexuais, é nossa missão garantir aos jovens — e a todas as pessoas — o acesso às informações de que precisam e no momento em que precisam. Escolhemos esta profissão porque queremos que todo sexo seja consensual e agradável. Queremos que todos sejam capazes de tomar as próprias decisões sobre com quem fazer sexo, quando e como! Acreditamos que todas as pessoas têm o direito de acessar estas informações sem ter que passar por nenhum tipo de constrangimento. Acreditamos que a identidade, a expressão e a atividade sexual de uma pessoa dizem respeito somente a ela, profundamente pessoais e únicas. Como essas crenças são extremamente intrínsecas ao que somos, nós, os educadores sexuais, nos orgulhamos de fornecer informações abertas e honestas em um ambiente seguro e livre de julgamentos. Também reconhecemos que não podemos estar em todos os lugares para todos. Ou podemos?

Como uma confiável e inovadora líder nessa área, a Planned Parenthood da região de Rocky Mountains lançou o serviço de mensagem “In case you are curious”, ou ICYC, em 2009, para fazer exatamente isso: estarmos disponíveis para os jovens em todos os lugares. Portanto, não importa onde um jovem vive, ele pode obter respostas e informações reais, personalizadas e confidenciais às suas perguntas sobre sexo e sexualidade. E tudo isso acontece exatamente onde os jovens estão mais ligados: na tela de seus celulares! Temos educadores sexuais a postos para responder suas perguntas, conectá-los a informações sobre saúde e fornecer recursos adicionais — tudo isso em 160 caracteres ou menos.

Os educadores sexuais que trabalham neste projeto são de diversas origens, altamente treinados e com uma bagagem que soma mais de cem anos em experiência em ensino de educação sexual. Trabalhamos com afiliados da Planned Parenthood e dos departamentos de saúde dos Estados Unidos, passando de apenas 76 trocas de mensagens no primeiro ano para mais de 7.281 em 2018. Nosso objetivo na prestação deste serviço é garantir que estamos acessíveis quando e onde quer que seja necessário. A equipe responde às perguntas dentro de 24 horas e tem milhares de usuários frequentes.

O ICYC não é um serviço que se destina a ser usado para situações de emergência. No entanto, buscamos ajudar qualquer um que precise a lidar com situações difíceis. Sabemos que existem muitas outras linhas diretas fazendo um trabalho excelente, por isso nosso objetivo é conectar os jovens a elas, em vez de duplicá-las. Entretanto, se um(a) usuário(a) tiver menos de dezoito anos e nos disser que está sendo machucado, machucando outra pessoa ou pensando em se machucar, relatamos a conversa à polícia para que ele possa receber ajuda e se manter seguro. O ICYC é um lugar onde o(a) usuário(a) tem a garantia de que está recebendo informações atuais e sem julgamento, direto em seu telefone. Para quem mora nos Estados Unidos, o serviço é gratuito (com as taxas padrões aplicáveis aos envios de mensagens de texto) e, mesmo divulgado especificamente para adolescentes, qualquer pessoa pode usá-lo.

Então, "para que lançar um livro?", você pode se perguntar. Bem, porque nos últimos seis anos em que administramos o ICYC, tivemos mais de 47 mil novas mensagens e mais de 79 mil interações/conversações diferentes. Com esses números, vimos que muitas pessoas têm perguntas realmente similares e queríamos mostrar a todos que é bom ter questionamentos. Todo mundo (de verdade, todo mundo) tem dúvidas sobre sexo e sexualidade e isso é completamente normal. Nós queríamos mostrar que não há vergonha em perguntar; que, provavelmente, a dúvida do leitor já foi perguntada muitas vezes antes, e que mesmo que uma pergunta possa parecer completamente bizarra, nós provavelmente já a ouvimos.

Como eu disse, somos educadores sexuais. Temos orgulho do que fazemos e continuaremos a estar aqui, respondendo às suas perguntas, todos os dias.

Aproveite o livro!

Alison Macklin
Autora de *Making Sense of "It": A Guide to Sex for Teens (and Their Parents, Too!)*

INTRODUÇÃO

Para quem é este livro? Você já teve dúvidas sobre sexo? Este livro está atualmente em suas mãos? Então, a resposta é a seguinte: *para você*!

Bem-vindo ao *E aí, vamos falar de sexo?* Adolescentes (e, sejamos honestos, basicamente *todas as pessoas*) têm muitas perguntas sobre seus corpos em transformação. O que é normal? Como funciona o sexo? Como ter relacionamentos saudáveis? Você já se perguntou por que um coração partido dói tanto? Alguém já te disse que não é possível engravidar de líquido pré-ejaculatório? Bem, você veio ao lugar (ou livro) certo! É por isso que estamos aqui. Nós temos estas respostas e algumas outras que você nunca soube que sempre quis saber. O ICYC (In Case You're Curious) da Planned Parenthood oferece aos adolescentes um serviço de mensagens confidencial, onde educadores sexuais treinados respondem perguntas e conectam os adolescentes a informações atuais sobre saúde sexual. Ele funciona desde 2009 e já ouvimos *muitas* perguntas ao longo desses anos. Curiosamente, muitas pessoas fazem perguntas sobre as mesmas coisas, e foi por isso que decidimos organizar este livro. Ele traz alguns dos questionamentos mais frequentes que recebemos. Felizmente para o leitor, aqui não estamos limitados a 160 caracteres em nossas respostas!

As informações que estamos fornecendo são básicas e servem de referência rápida. Não substituem as conversas com sua família ou pesquisas mais profundas. Elas têm a intenção de ajudá-los a responder algumas das perguntas especificas que talvez você não queira fazer aos seus pais, professores ou amigos. Ou talvez você até queira perguntar a eles, mas não tem certeza de como iniciar a conversa. Este livro pode ajudar nesse quesito também! Além disso, incluímos algumas perguntas não tão comuns para lhe mostrar que nenhuma questão está fora dos limites. Toda pergunta sobre saúde sexual é bem-vinda aqui!

POR QUE EU NÃO DEVERIA SIMPLESMENTE FAZER UMA BUSCA NA INTERNET PARA ENCONTRAR ESSAS RESPOSTAS?

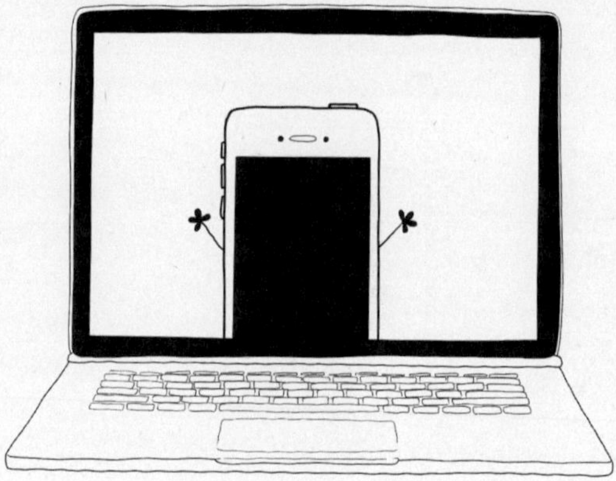

A internet fornece muitas respostas, a estas perguntas e a muitas outras. Contudo, há perguntas que podem exigir muita procura, e nem sempre é possível ter a certeza de que as informações recebidas são confiáveis ou verdadeiras. Todas as perguntas deste livro foram respondidas por educadores sexuais treinados pela Planned Parenthood com informações atualizadas (no momento da publicação original). Nós nos esforçamos para tornar as respostas inclusivas e livres de estigma. Ser um recurso que apoia as pessoas na tomada de decisões sobre sua saúde sexual é um objetivo do *E aí, vamos falar de sexo?* Acreditamos que instruir pessoas com informações precisas pode capacitá-las a tomar as melhores decisões ao longo da vida.

ENTÃO, DEPOIS DE LER O LIVRO, EU VOU SER TIPO UM ESPECIALISTA?

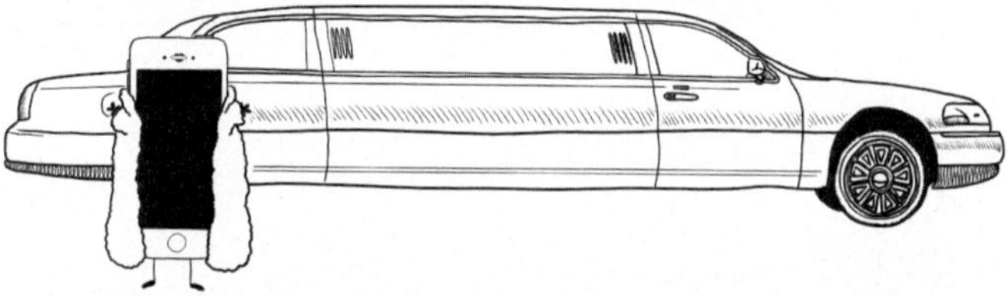

As respostas do *E aí, vamos falar de sexo?* são um ótimo ponto de partida. No entanto, seria impossível cobrir tudo o que há para se saber sobre sexo e saúde sexual em um livro. Portanto, enquanto lê, tenha em mente que algumas das respostas são apenas um começo.

É importante ter em mente que sexo é diferente para todos. Sua definição de "especialista" pode ser muito diferente da definição de "especialista" de outros. Sexo é um assunto sobre o qual as pessoas têm crenças, opiniões e pensamentos diferentes. Este livro é para ser informativo, mas nunca substituirá a importância de você descobrir o que é ou não certo para você. Portanto, cuide de si mesmo enquanto estiver lendo: leia durante um banho de espuma, com amigos ou enquanto ouve sua playlist favorita. O *E aí, vamos falar de sexo?* está aqui para ajudá-lo.

COM QUEM EU DEVERIA FALAR SOBRE ESSE MATERIAL?

Boa pergunta! Ao longo deste livro você verá menções a "adulto de confiança". Os adultos de confiança podem ser qualquer adulto em sua vida com o qual você se sinta seguro e confortável para conversar. Alguns exemplos de adultos de confiança são:

- pais/guardiões/responsáveis/outros membros da família;
- professores;
- treinadores;
- médicos/profissionais da saúde;
- líderes de grupos de jovens;
- amigos da família;
- e vários outros.

O *E aí, vamos falar de sexo?* também encoraja o diálogo com parceiros e amigos, mas, às vezes, receber conselhos de um adulto pode ser útil para lidar com a realidade confusa do crescimento.

BELEZA. HÁ ALGUMA OUTRA COISA QUE EU PRECISE SABER ANTES DE COMEÇAR A LER?

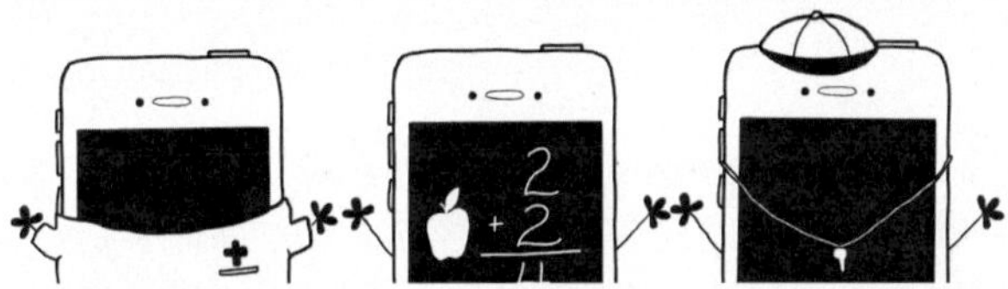

Usamos os termos "pessoa com pênis" e "pessoa com vagina" em nossas respostas, em vez de homem, mulher, rapaz, moça etc. Usamos esta linguagem porque nem todas as pessoas que têm um pênis se identificam como homem, e não são todas as pessoas que têm uma vagina que se identificam como mulher (você aprenderá mais sobre isso no Capítulo 6). É uma preocupação nossa que as pessoas recebam as melhores informações sobre seus corpos, então falamos diretamente sobre essas partes e do que elas precisam para estarem seguras e saudáveis. À medida que você for lendo o livro, pode haver termos ou palavras que nunca ouviu falar antes. As definições das palavras em negrito podem ser encontradas no glossário no fim do livro.

Também queremos que as pessoas saibam que seus corpos podem ter muitas formas diferentes, então — alerta de spoiler —, há muitos desenhos de vulvas, vaginas, pênis... Ai, ai!

Certo. Agora que esclarecemos para quem, o que e por que, você pode continuar e desfrutar do livro. Nós levamos a educação sexual muito a sério, mas esperamos que você encontre diversão, conforto e informação nas páginas deste livro.

CAPÍTULO UM

"DÁ PRA MORRER DE TANTO SE MASTURBAR?"

E OUTRAS PERGUNTAS SOBRE SEXO

QUANDO EU VOU ESTAR PRONTO [PARA TRANSAR]?

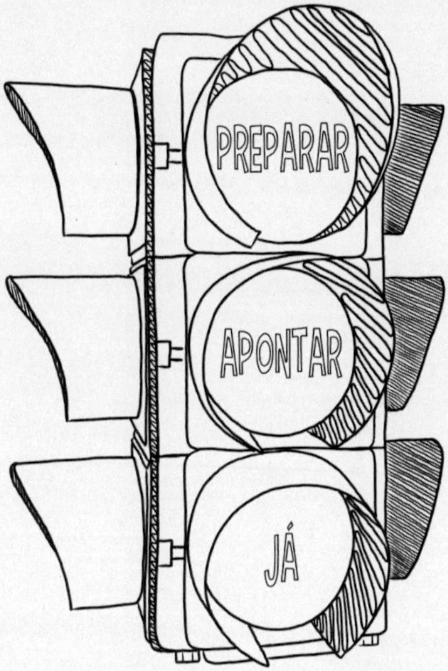

Decidir se e quando fazer **sexo** pode ser uma grande decisão, algo que é muito pessoal. Conectar-se com alguém de forma romântica, emocional e/ou física pode ser realmente incrível. Não há uma lista perfeita de requisitos para que uma pessoa possa ter certeza de que está pronta para transar, mas aqui estão algumas coisas a considerar que podem ajudá-lo(a) na decisão. Você se sente à vontade para falar com seu(sua) parceiro(a) sobre seus limites, incluindo o que você quer e não quer fazer sexualmente? Pensou em que tipo de proteção será usada e certificou-se de que sabe como usá-la corretamente? O que você faria se acontecesse uma **gravidez** ou uma **IST**? Você confia que seu(sua) parceiro(a) respeitará suas necessidades? Sente-se confiante em sua decisão? Pense sobre isso, certifique-se de que se sente confortável e nunca se sinta na obrigação de fazer algo para o qual não esteja preparado(a).

POR QUE AS PESSOAS SENTEM VONTADE DE TRANSAR?

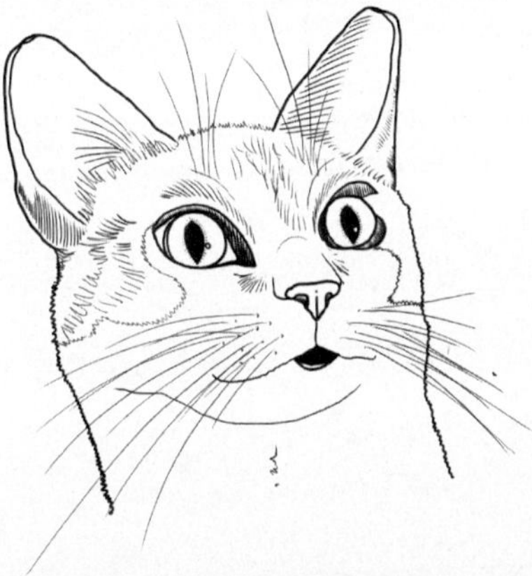

As pessoas fazem **sexo** por muitas razões! Algumas, porque se sentem bem fisicamente. Outras, para sentirem-se mais próximas emocionalmente de seu(sua) parceiro(a); para ter um bebê; para relaxar; para aliviar o estresse; ou mesmo para se exercitar. Qualquer que seja o motivo, é importante que a escolha seja das pessoas envolvidas. Para algumas pessoas o **sexo** é uma coisa importante, para outras, simplesmente não é. Você que decide o quão importante isso é em sua vida.

QUAL A SENSAÇÃO DE TRANSAR?

A sensação do **sexo** é diferente para cada um. Algumas pessoas acham que é algo incrível, enquanto outras não têm nenhum interesse em transar ou até mesmo não gostam. A razão pela qual a sensação de fazer **sexo** pode ser boa é porque as partes do corpo que estão sendo usadas têm milhares de terminações nervosas. São as terminações que dizem ao cérebro o que é bom e o que não é. O **sexo** também pode liberar substâncias químicas no cérebro que podem criar sentimentos de felicidade e relaxamento. As pessoas gostam de coisas diferentes, e você pode escolher o que quer fazer. Falar sobre o que gosta e não gosta com o(a) parceiro(a) pode ajudar a garantir que o **sexo** seja o mais agradável possível.

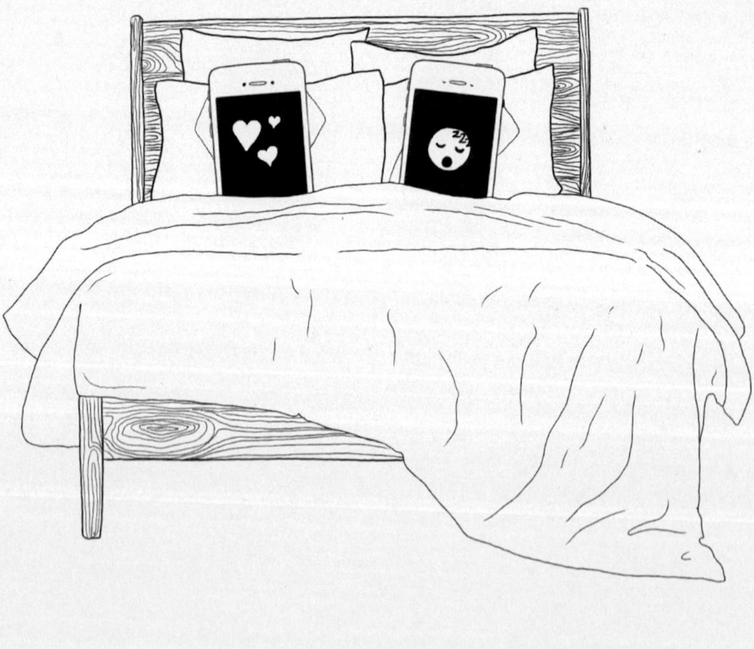

EU AINDA SOU VIRGEM SE FIZ UM ORAL?

O termo "virgem" significa coisas diferentes para cada um. O ICYC define **sexo** como **oral**, **anal** ou **vaginal**. Visto que o termo "virgem" não tem uma definição médica, cabe a cada pessoa definir o que significa **virgindade** para ela. É importante lembrar que não importa como uma pessoa defina "**virgindade**", não há vergonha em ser virgem ou não — cada escolha individual sobre **sexualidade** é normal e íntima. Se alguém opta por praticar qualquer tipo de **sexo oral**, é importante lembrar que, mesmo que o **sexo oral** não possa causar uma **gravidez**, ele pode ocasionar uma **IST**, então, usar **camisinha** pode ajudar a reduzir esse risco.

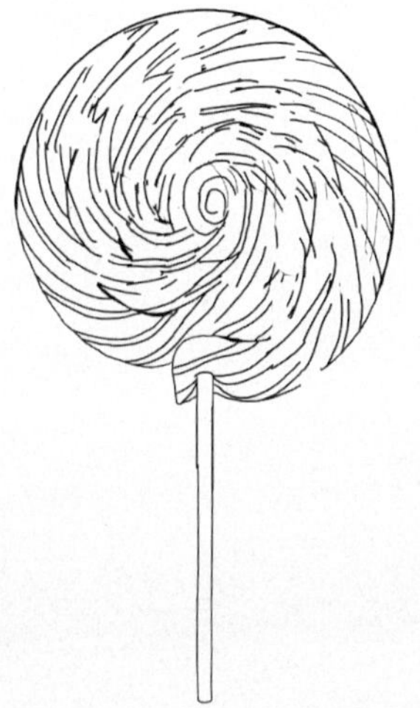

Bem, e a questão do **absorvente interno?** O ICYC define **sexo** como **oral**, **anal** e **vaginal**. Usar um **absorvente interno** não é um tipo de **sexo**. Se essa reposta não está de acordo com o seu entendimento de **virgindade**, está tudo bem. Há outros produtos que uma pessoa pode usar se estiver menstruada e não quiser inserir algo introduzido na **vagina**.

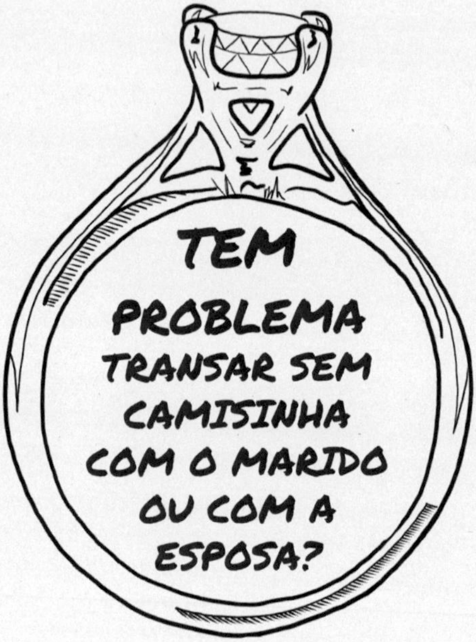
TEM
PROBLEMA
TRANSAR SEM
CAMISINHA
COM O MARIDO
OU COM A
ESPOSA?

Não importa qual é seu status de relacionamento — cada pessoa pode decidir se quer ou não usar proteção. Se uma pessoa decide que não quer mais usar proteção, ela precisa falar com o(a) parceiro(a) sobre essa decisão. Não está certo tomar uma decisão sobre parar o uso sem comunicar ao outro. Mesmo quando duas pessoas estão casadas, elas podem optar por continuar usando proteção para evitar uma **gravidez** ou para proteger contra a transmissão de **ISTs**. Lembre-se: algumas **ISTs** não podem ser curadas, e esse fato não muda depois de você se casar! Outros casais podem optar por utilizar e depois parar com a proteção se estiverem prontos para engravidar. Cada casal terá que conversar sobre os riscos e decidir o que funciona melhor para o relacionamento.

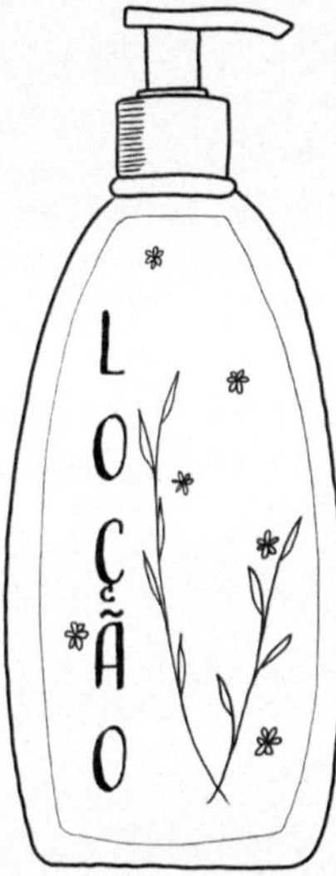

É ERRADO SE MASTURBAR?

Masturbar-se é tocar o próprio corpo porque a sensação é boa. Boas notícias: você não pode dar a si mesmo uma **IST** ou engravidar por **masturbação**! De fato, a **masturbação** é uma atividade saudável que muitas pessoas optam por praticar. Algumas fazem e outras não. É uma escolha da pessoa, e isso muitas vezes depende de seus valores, seu corpo e se ela se sente confortável fazendo isso. Se alguém opta por se masturbar, é importante que o faça em um lugar privado.

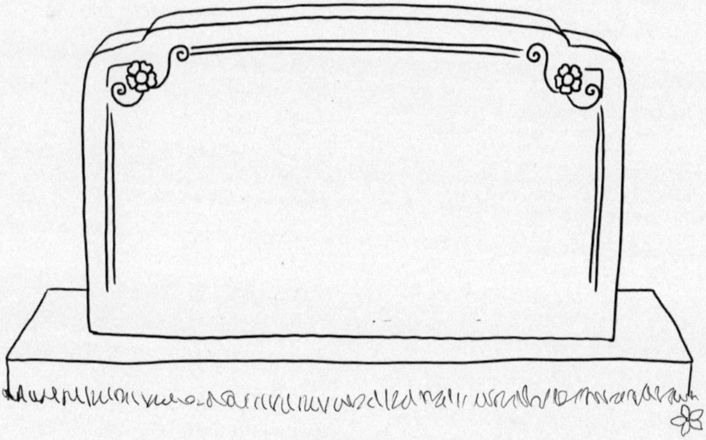

DÁ PRA MORRER DE TANTO SE MASTURBAR SE FOR TIPO, MUITO?

Mesmo que seja "tipo, muito", o **sexo** ou a **masturbação** não matam. Se alguém morre durante o **sexo** ou durante a **masturbação**, geralmente é por outras causas. Uma pessoa pode transar ou masturbar-se o quanto quiser, desde que seja consensual, que o ato não a coloque em problemas e que não atrapalhe o dia a dia.

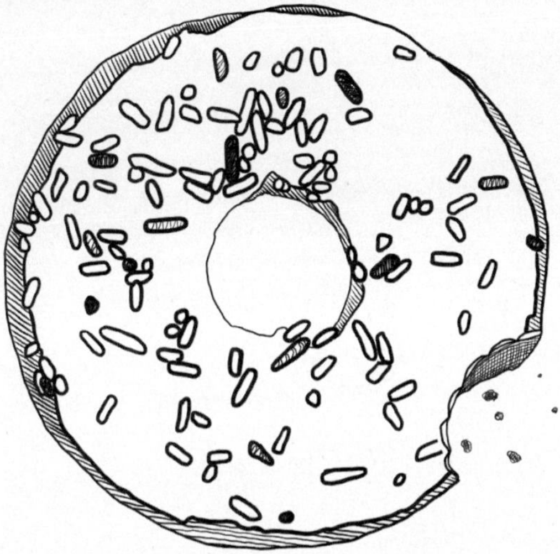

TRANSAR DÓI?

Transar não deve gerar dor. Ao fazer **sexo vaginal** pela primeira vez, uma pessoa com **vagina** pode sentir uma sensação de aperto, que às vezes acontece caso o **hímen** dela se rompa ou seja alargado. Se a pessoa já fez **sexo vaginal** antes ou está fazendo **sexo anal** e há dor, o motivo pode ser a presença de uma infecção ou uma **IST**, a pessoa não estar excitada ou relaxada o suficiente, falta de **lubrificação** ou devido a uma condição clínica. Se o ato sexual doer, é importante parar e falar com o(a) parceiro(a) e/ou com seu médico posteriormente. O **sexo** deve ser prazeroso para ambas as pessoas.

ALGUMAS PESSOAS DIZEM QUE VOCÊ SANGRA QUANDO TRANSA PELA PRIMEIRA VEZ, ISSO É VERDADE? SE FOR, ISSO ACONTECE COM TODAS AS MULHERES OU SÓ COM ALGUMAS?

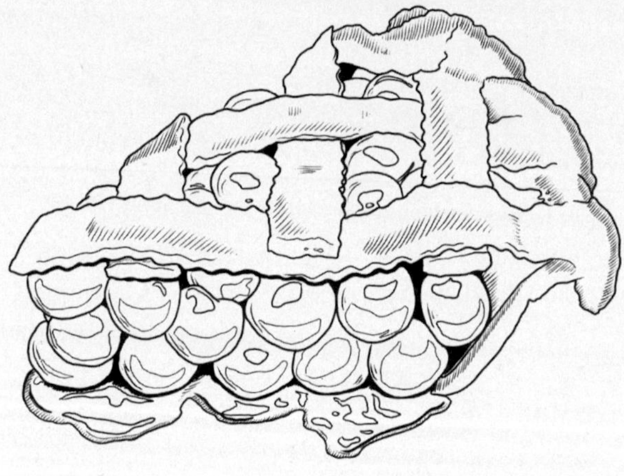

Todo mundo é diferente: algumas pessoas com **vagina** sangram durante a primeira vez que fazem **sexo vaginal** e outras não. Ambos os casos são perfeitamente normais. O sangramento pode vir do **hímen** sendo rompido/esticado. Se uma pessoa não sangra na primeira vez que faz **sexo vaginal**, isso não significa que já tenha feito **sexo** antes. O **hímen** de muitas pessoas se rompe antes do primeiro ato de **sexo vaginal**.

E SE SAIR ALGUM LÍQUIDO DA MINHA VAGINA DEPOIS DO SEXO?

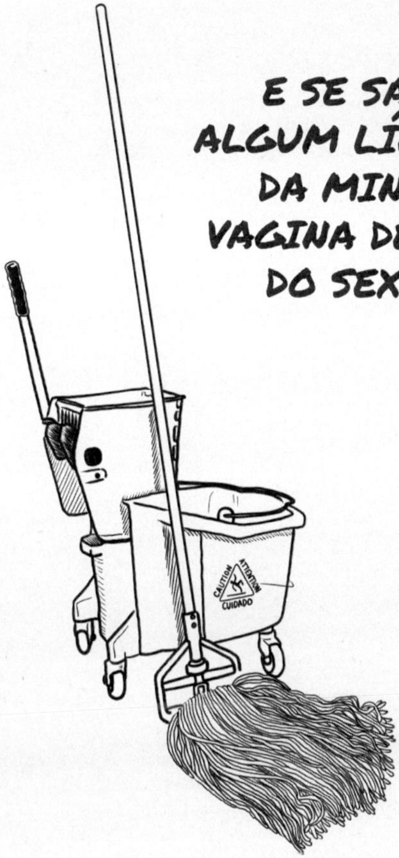

Depois que uma pessoa com **vagina** transa, é comum e normal que fluidos saiam da abertura vaginal. São fluidos vaginais normais produzidos como resultado da **excitação**. Se uma pessoa com **vagina** fez **sexo** com uma pessoa com **pênis** e não usou **preservativo**, os fluidos vaginais serão misturados ao **sêmen** ejaculado. A gravidade então faz seu papel e os fluidos de dentro da **vagina** sairão. Mas mesmo que este fluido saia, uma **gravidez** ainda pode acontecer porque os **espermatozoides** podem já ter começado a nadar mais para dentro do corpo.

QUANTO TEMPO DEVE DURAR O SEXO?

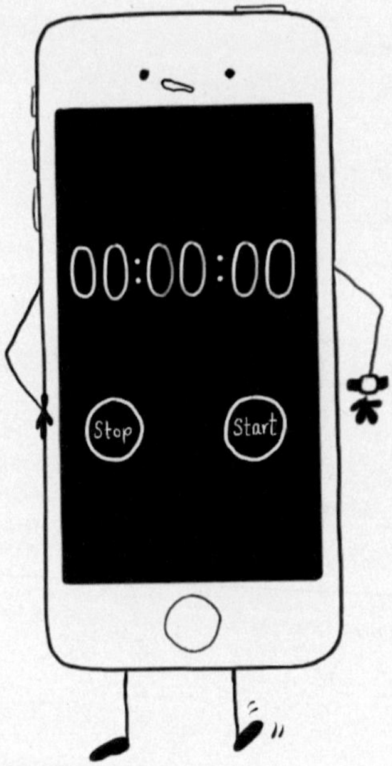

O **sexo** pode durar o tempo que as pessoas envolvidas no ato quiserem! Algumas pessoas param de transar após o **orgasmo** e/ou **ejaculação** e outras não. O **orgasmo** ou a **ejaculação** podem demorar pouco tempo ou podem demorar muito tempo. Algumas pessoas param de transar mesmo que não tenham tido um **orgasmo** ou uma **ejaculação**. As atividades sexuais podem durar um minuto ou uma hora, depende apenas das pessoas envolvidas. No momento em que pelo menos uma das pessoas desejar interromper ou encerrar, o **sexo** deve parar imediatamente.

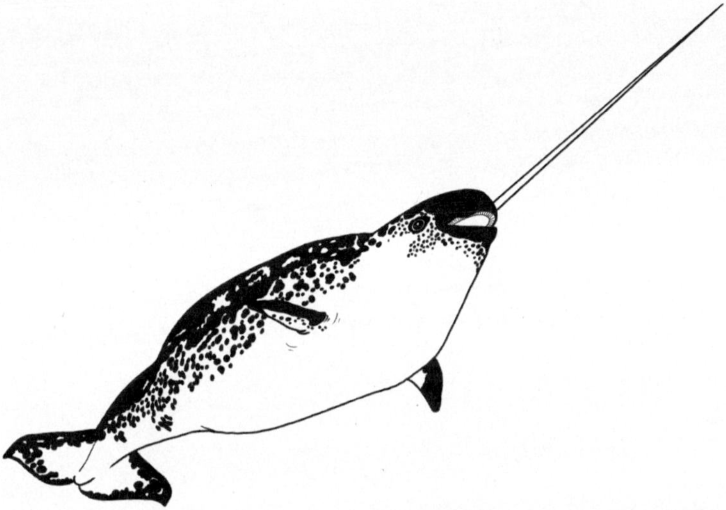

COMO EU FAÇO PARA DEIXAR UMA GAROTA EXCITADA?

Desculpe, mas não há apenas uma maneira de deixar alguém excitado. Cada um gosta de coisas diferentes. Para algumas pessoas, pode ser através do toque, das coisas que o(a) parceiro(a) diz ou até mesmo por meio da troca de olhares; outras pessoas chegam ao clima com músicas ou velas. A melhor maneira de saber o que excita alguém é perguntando. É importante que tanto você quanto seu(sua) parceiro(a) expressem suas vontades e escutem os limites um(a) do(a) outro(a).

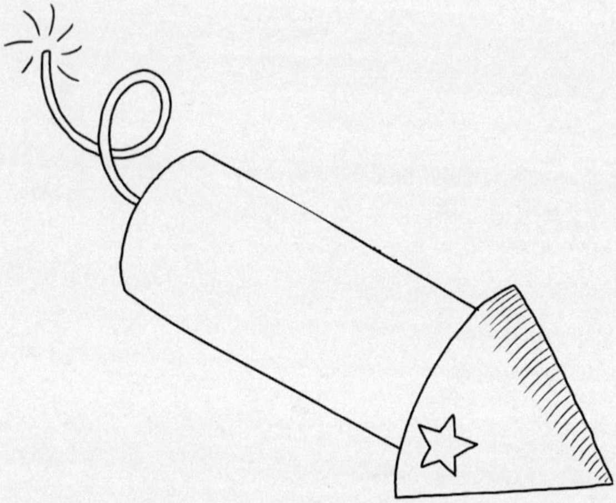

O QUE É UM ORGASMO?

O **orgasmo** é uma sensação de intenso prazer sexual, sentido nas **genitálias** ou em todo o corpo. Às vezes é chamado de "**gozar**" ou **clímax**. A **vagina** pode liberar um fluido e o **pênis** pode ejacular o chamado **sêmen**, mas nem sempre. Algumas pessoas dizem que parece com fogos de artifício explodindo. Não se preocupe, não explodem fogos de artifício de verdade.

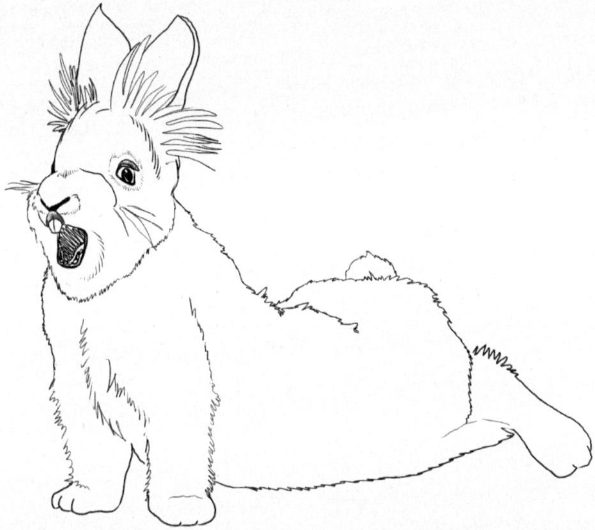

POR QUE MULHER FINGE TER ORGASMOS?

"Fingir um **orgasmo**" é quando alguém mente que teve um **orgasmo** sem realmente ter tido um. Qualquer um pode fazer isso, não apenas pessoas com **vagina**. Há diferentes razões para as pessoas fazerem isso: podem não ser capazes de chegar ao **orgasmo**, podem estar querendo agradar o(a) parceiro(a), podem estar prontas para interromper o **sexo** porque estão cansadas ou podem sentir que é isso que devem fazer. Qualquer que seja a razão, ninguém deve sentir que precisa fingir um **orgasmo**.

Comunicação aberta é superimportante em qualquer relação sexual. Se a pessoa não falar o que é e o que não é bom para ela, isso pode impactar na capacidade dela de ter relações sexuais que realmente goste.

POR QUE AS PESSOAS GEMEM?

Pense nisso: você já fez "Hmmmmm" quando um prato delicioso de comida foi colocado na sua frente? As pessoas reagem às coisas que gostam de maneiras diferentes, às vezes vocalmente. Então, algumas pessoas (de *todos* os **gêneros**) gemem durante o **sexo** ou atividade sexual. Não há um motivo para gemer — pode significar que algo está muito bom, mas pode significar outra coisa. Honestamente, a única maneira de saber com certeza o motivo de alguém estar gemendo é perguntando.

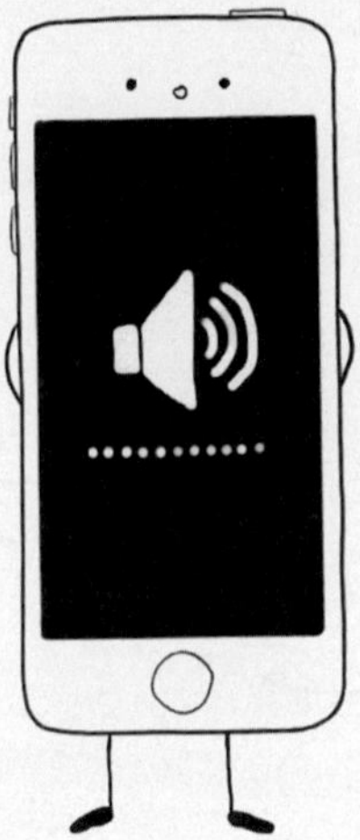

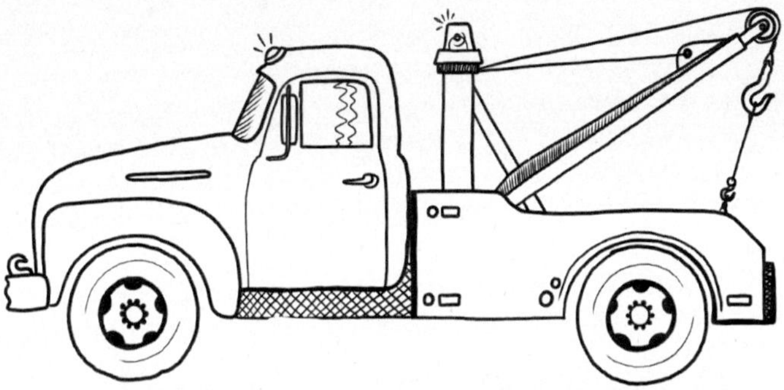

E SE MEU PÊNIS FICAR PRESO NA VAGINA DELA?

Isso é possível? Talvez. É provável? Não. Vamos falar sobre a **vagina**. Ela é como um bolso. Pense em um bolso de uma calça jeans. Quando algo é colocado lá dentro, o bolso se abre para guardá-lo. E então, quando é removido, o bolso volta ao tamanho original. O mesmo acontece com a **vagina**. As paredes vaginais se esticam quando um **pênis** é inserido. Quando ele sai, as paredes vaginais retraem. A **vagina** é feita de músculos, por isso ela estica! Se a pessoa estiver tensa ou nervosa, os músculos da **vagina** podem se contrair; o **pênis** pode se sentir "preso", mas na verdade ainda pode sair. Ele não pode ficar "preso" na **vagina** para sempre.

Esta é a mesma razão pela qual as **vaginas** não ficam "frouxas" ou alargadas. A **vagina** é feita para esticar!

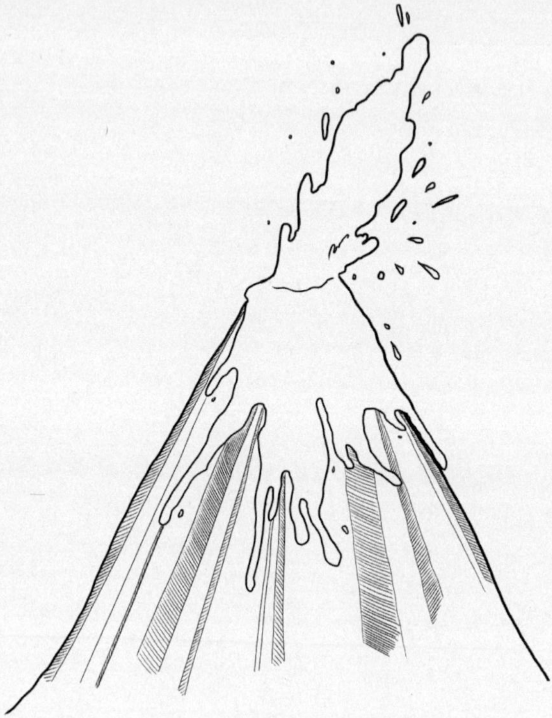

DÁ PRA TRANSAR DURANTE A MENSTRUAÇÃO?

Se as duas pessoas estiverem de acordo nisso, sim. Não há problema algum, clinicamente falando, em transar durante a **menstruação**. É uma escolha pessoal para ambas as pessoas envolvidas. Transar durante a **menstruação**, **gravidez** ou durante uma ocorrência de **IST** é possível. Usar **camisinhas** e métodos **contraceptivos** podem ajudar a reduzir os riscos.

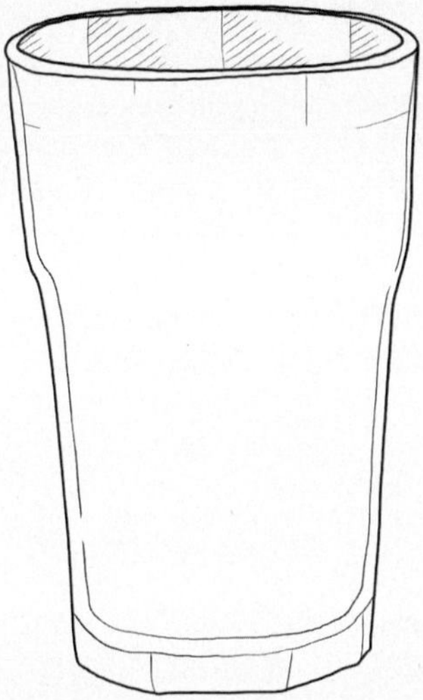

ENGOLIR SÊMEN FAZ MAL?

Largue o telefone! Você não precisa chamar uma ambulância. O **sêmen** não deixa ninguém doente — quero dizer, ele não causa dor de barriga. Mas, se alguém tem uma **IST**, ela pode ser disseminada por meio do **sexo oral**. A **IST**, por sua vez, pode deixar alguém doente. Usar **camisinha** pode ajudar a reduzir esse risco.

MEUS TESTÍCULOS VÃO EXPLODIR SE EU ME MASTURBAR DEMAIS?

Relaxe, os **testículos** não explodem. Se uma pessoa se masturbar demais, o **pênis**, os **testículos**, a **vulva**, o **clitóris** ou a **vagina** podem ficar doloridos ao toque ou inchados. Se a **masturbação** for dolorosa, é uma boa ideia fazer uma pausa.

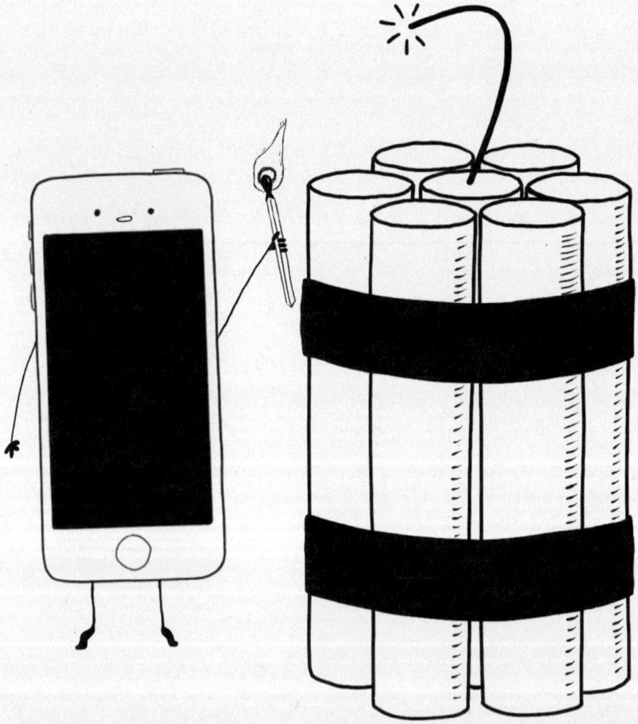

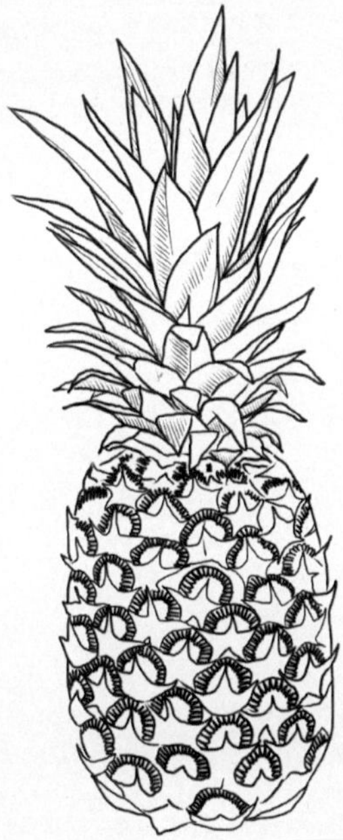

A HISTÓRIA DO ABACAXI É VERDADE? O GOSTO DO ESPERMA FICA MELHOR SE A PESSOA COMER ABACAXI?

Há muitos mitos sobre o gosto do **sêmen**, até mesmo mitos de que alguns alimentos podem mudar o sabor dele. Mas, espere, não mude sua dieta ainda. Comer muitos abacaxis não fará o **sêmen** ter o sabor da fruta. Há alguns alimentos que podem mudar *levemente* o gosto ou o cheiro dos fluidos corporais da pessoa. Entretanto, leva um certo tempo para que essa mudança aconteça e não há garantia de que a mudança poderá ser percebida. Em outras palavras, não conte com isso!

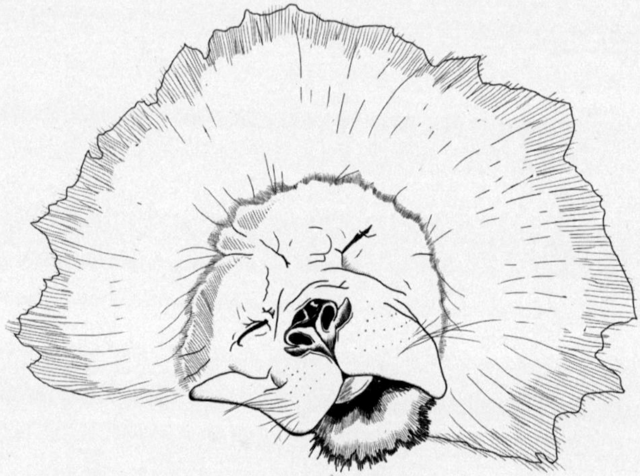

AS PESSOAS FICAM COM SONO DEPOIS DO SEXO?

Sim, algumas pessoas ficam cansadas ou sonolentas depois do **sexo**. Algumas ficam com sono durante o **sexo**, e outras já estão com sono trinta minutos depois de acordar pela manhã! Todo mundo é diferente. O cansaço pode ser porque o **sexo** foi percebido como um exercício físico pelo corpo ou porque a liberação sexual (**orgasmo**) fez a pessoa se sentir realmente relaxada depois. Mas há pessoas que podem se sentir energizadas ou ainda mais excitadas após o **sexo**. Como transar pode ser diferente a cada vez, as pessoas podem sentir alguns ou todos esses efeitos ao longo da vida.

POR QUE TEM GENTE QUE USA LUBRIFICANTE?

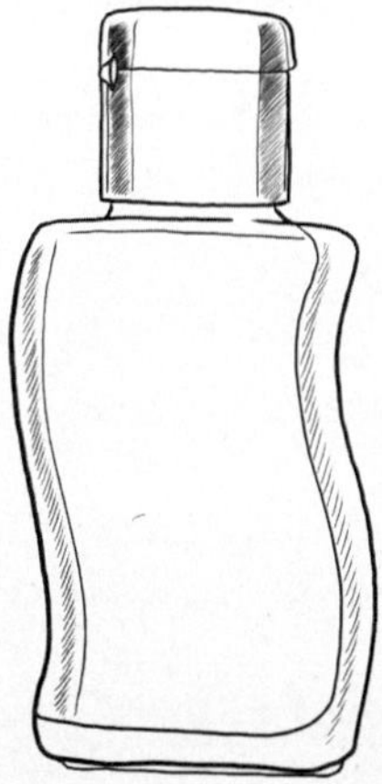

O **lubrificante** é normalmente utilizado durante o **sexo** para reduzir o atrito e para aumentar as sensações (ou o prazer). Muito atrito durante o **sexo** pode levar ao rompimento da **camisinha** ou à dor. Qualquer pessoa pode usar **lubrificante** para ajudar a tornar o **sexo** mais seguro e mais prazeroso. O **lubrificante** precisa ser seguro para o corpo. Os que são à base de água ou de silicone são frequentemente indicados. *Não* use qualquer coisa que você encontrar só porque é "escorregadio", como óleo de cozinha, hidratante, protetor solar, xampu etc.

Enquanto a maioria das **camisinhas** vem lubrificada, **lubrificantes** à base de água ou de silicone são seguros para o uso com **preservativos**. **Lubrificantes** à base de óleo podem rasgar a **camisinha** durante o uso.

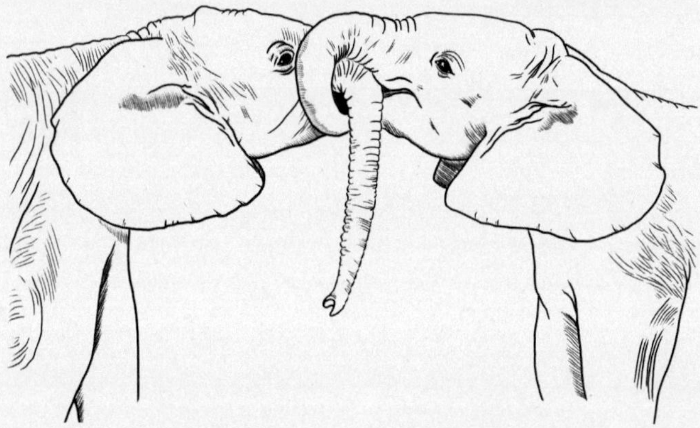

QUANDO EU DEVO COMEÇAR A TRANSAR (PERDER A VIRGINDADE)?

Não podemos lhe dizer a melhor hora para transar pela primeira vez. Coisas que são importantes de serem consideradas antes de ter relações sexuais são as seguintes: do que quero me proteger (**gravidez**, **ISTs** ou ambos); que método de proteção devemos usar; se meu(minha) parceiro(a) está pronto(a) para transar; se nós estamos à vontade para falar de limites sexuais; se eu confio em e respeito a pessoa com quem estou prestes a ter uma relação sexual; o que faríamos em caso de uma **IST** ou **gravidez**; se é legal (no sentido da lei) pessoas com a nossa idade transarem. Caso você não seja capaz de responder a todos os pontos listados anteriormente, então pode não estar pronto para praticar **sexo** seguro e consensual. E todos merecem ter relações sexuais seguras e consensuais.

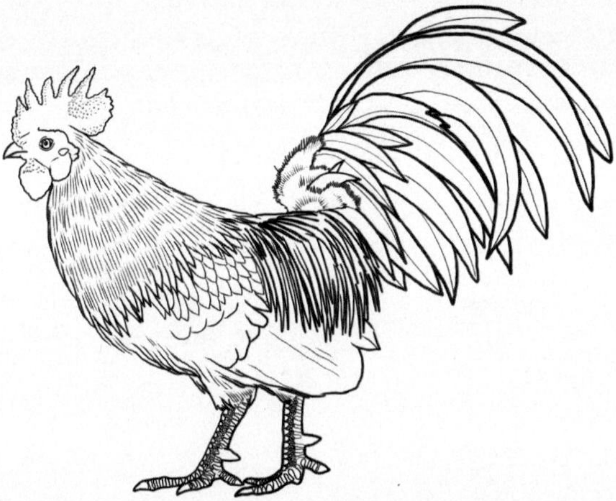

O QUE É PORNÔ?

Pornô, ou **pornografia**, é o nome dado aos vídeos ou imagens que mostram nudez ou cenas sexuais. Estas imagens são destinadas apenas a adultos, e comprá-las ou vê-las é ilegal para qualquer pessoa com menos de dezoito anos. É importante lembrar que a **pornografia** é ficção, o que significa que as pessoas nos vídeos pornográficos são atores e as cenas nem sempre são realistas. Assim como quando uma pessoa vê um filme de ação com explosões ou perseguições de carros, muitas das coisas retratadas na **pornografia** não são como na vida real.

SE MASTURBAR OU TRANSAR QUEIMA CALORIAS?

Você acredita que há cientistas que de fato já fizeram pesquisas sobre isso? Eles descobriram que a resposta é sim! A maioria das pessoas fica surpresa ao saber que praticar **sexo** queima entre cem e trezentas calorias. Mas isso depende de muitas coisas, como a duração da transa, o peso de cada pessoa e o quão ativa ela é no ato sexual. A **masturbação** tipicamente queima menos calorias do que o **sexo**.[4]

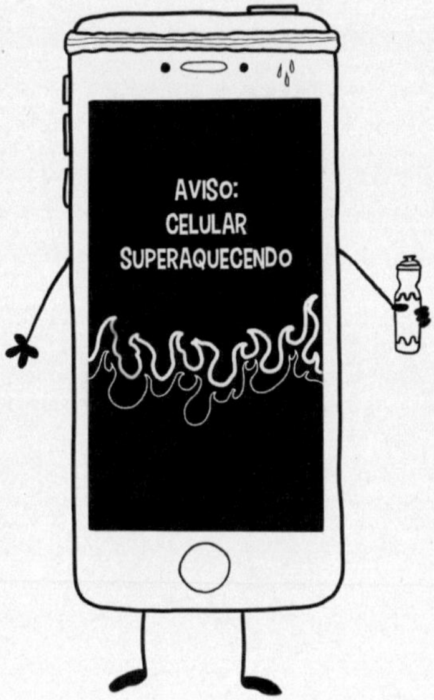

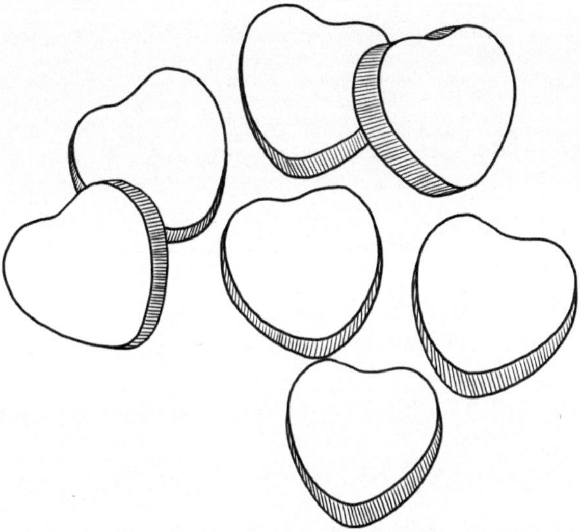

COMO FAÇO PRA DEMONSTRAR AMOR SEM TRANSAR?

Demonstramos **amor** de várias maneiras. Muitas vezes a televisão ou o cinema fazem parecer que a única maneira de "provar" nosso **amor** por alguém é por meio do **sexo**. Mas **amor** é sobre confiar e respeitar uma pessoa. **Amor** é dar apoio a alguém nos tempos difíceis. **Amor** pode ser andar de mãos dadas até que elas fiquem suadas e continuar assim. **Amor** pode ser beijar até seus lábios ficarem inchados. **Amor** pode ser fazer o outro rir ou abraçá-lo quando ele estiver chorando. O **amor** é muito mais do que apenas **sexo**.

CAPÍTULO DOIS

"É POSSÍVEL QUEBRAR O PÊNIS?"

E OUTRAS PERGUNTAS SOBRE ANATOMIA

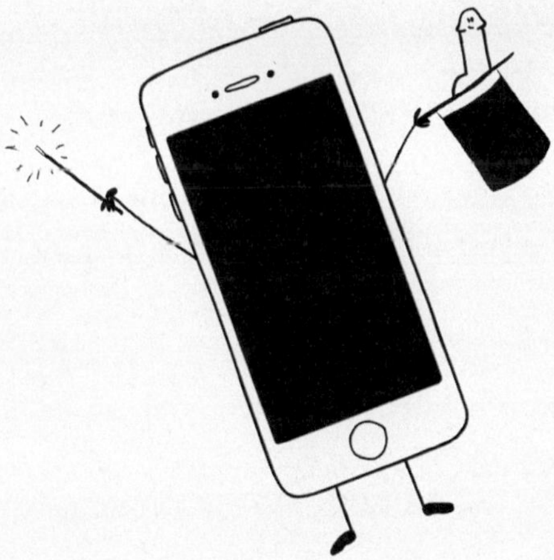

ENTÃO, QUAL É O TAMANHO NORMAL DE UM PÊNIS?

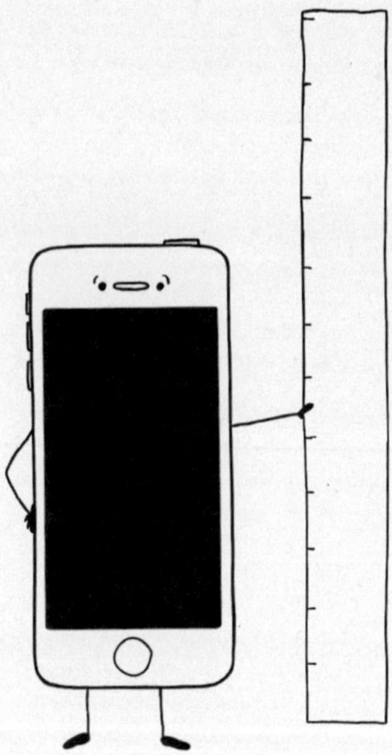

Nos Estados Unidos, a média do **pênis** adulto é entre 7,6 centímetros e 10,1 centímetros quando ele está flácido (mole) e entre 12,7 centímetros e 15,2 centímetros de comprimento quando está ereto. O interessante sobre as médias é que algumas pessoas podem estar acima e outras abaixo. Muitas se preocupam com o tamanho do **pênis**, por isso é importante lembrar que o corpo de cada um é diferente, e a aparência do seu corpo, seja qual for, é o normal e o saudável para você. Portanto, não tente se comparar aos outros![5]

A MINHA VAGINA DEVE TER QUAL APARÊNCIA?

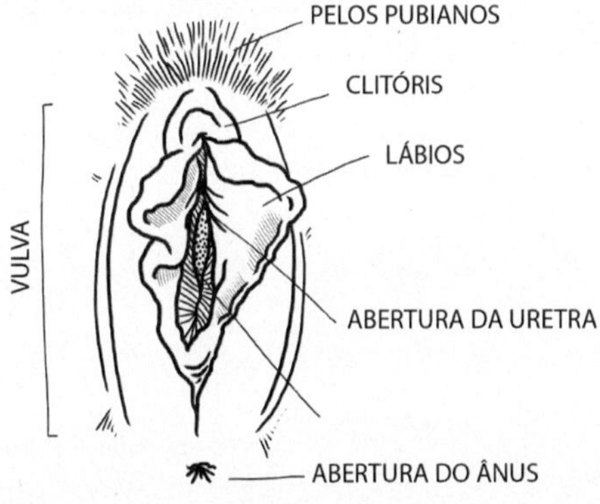

Muitas pessoas dizem "**vagina**" quando, na verdade, estão se referindo à **vulva**. Para as pessoas que têm **vagina**, a **vulva** é a parte externa do órgão genital, a parte visível, enquanto a **vagina** real (cientificamente falando) está dentro do corpo. Não há aparência correta para qualquer uma das suas partes **genitais**. De fato, **vaginas** e **vulvas** são tão únicas quanto os rostos das pessoas: todos têm as mesmas partes, mas todos são diferentes.

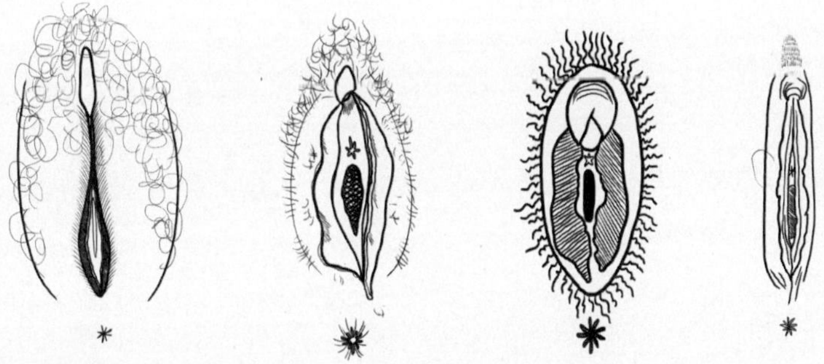

POR QUE MEUS SEIOS NÃO SÃO IGUAIS?

Seios são irmãos, não gêmeos idênticos! Assim como todas as outras partes do corpo, os **seios** de pessoas diferentes podem crescer de formas diferentes. Eles podem apresentar diferentes tamanhos e formas e podem não ser exatamente iguais. É comum um dos **seios** ser maior ou menor que o outro, e eles podem até ter formatos diferentes.

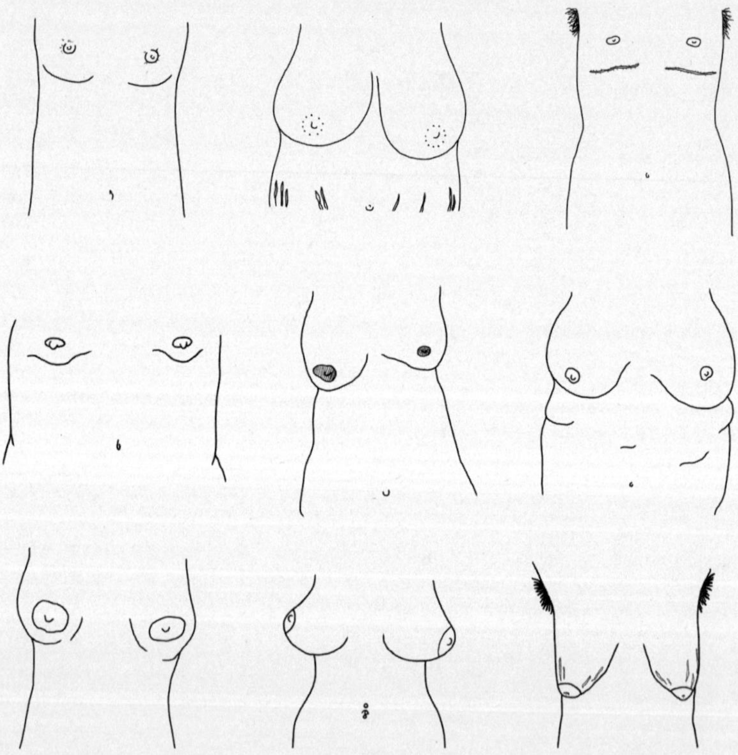

POR QUE MEU PÊNIS TEM PELE SOBRANDO?

A pele extra ao redor da cabeça (topo) do **pênis** é chamada de **prepúcio**. Algumas pessoas podem ter o seu **prepúcio** retirado. Este procedimento é chamado **circuncisão** e normalmente ocorre logo após o bebê ter nascido. As famílias decidem se devem ou não circuncidar a criança, e esta escolha é baseada em uma série de razões (religião, cultura, decisão familiar etc.). Se o **pênis** permanecer com o **prepúcio**, ele é chamado de "**intacto**". Cada **pênis** é diferente, e tanto os circuncidados quanto os **intactos** são saudáveis e normais. Se seu **pênis** tem o **prepúcio**, ele funcionará da mesma forma que um **pênis** sem **prepúcio**. Uma pessoa com **prepúcio** precisará praticar a higiene de forma um pouco diferente (puxando a pele para trás ao lavar o **pênis**), mas, fora isso, a única diferença é a aparência. Porém, a verdade é que todos os **pênis** são diferentes uns dos outros de qualquer maneira. Confira o desenho a seguir para exemplos de como um **pênis** pode se parecer.

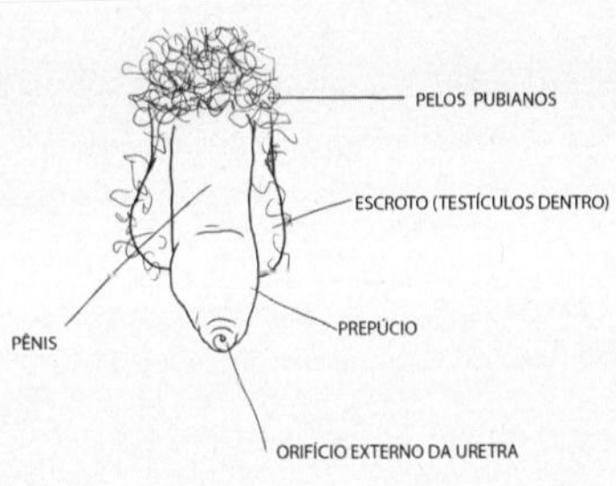

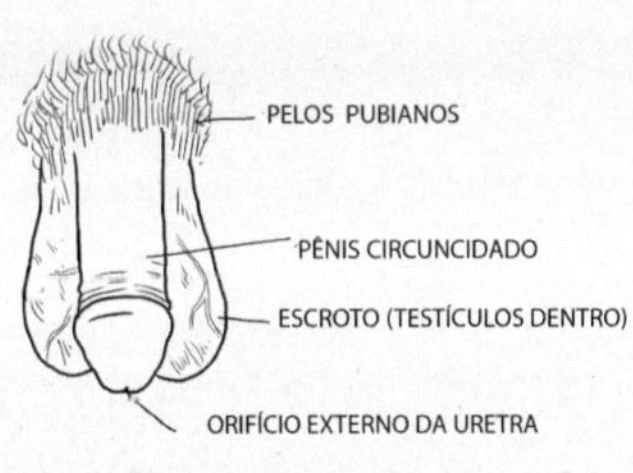

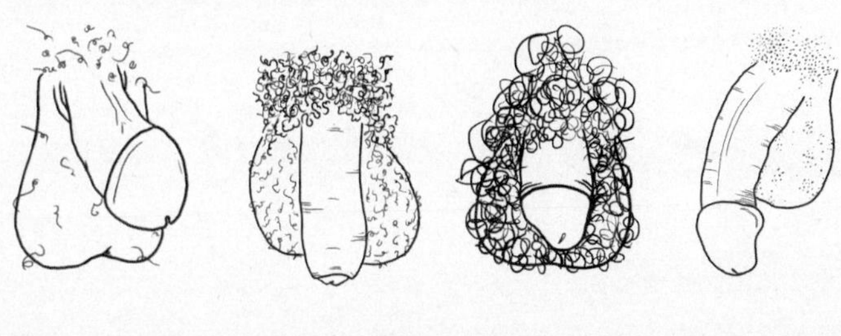

POR QUE EU FICO ERETO?

Ereção é quando o **pênis** fica ereto em relação ao corpo. O **pênis** é composto de **tecido erétil** (tecido que se parece com uma esponja). Quando uma pessoa fica sexualmente excitada, o sangue flui para o **pênis** e enche esse material tipo esponja, fazendo-o expandir e aprisionar o sangue. Com isso, o **pênis** cresce e fica enrijecido, levantando-se à frente do corpo ou rente a ele. Eventualmente, o sangue é drenado do **tecido erétil** e, quando isso acontece, o **pênis** fica mole (flácido) de novo, recostando-se contra o corpo.

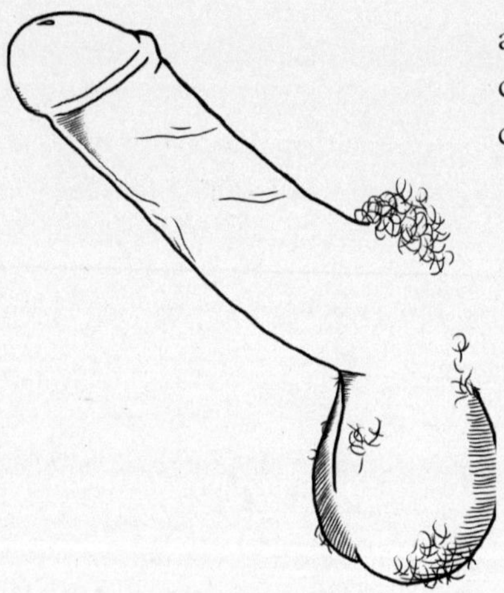

POR QUE OS TESTÍCULOS DOEM ÀS VEZES?

Acontece quando o **pênis** é sexualmente excitado e tem uma **ereção**, mas não é capaz de ejacular. Esta sensação pode ser pesada, desconfortável ou até dolorosa. A sensação não dura muito tempo e nem terá efeito a longo prazo sobre o corpo (ou sobre o próprio **pênis**). Não é necessário ejacular para que a sensação ou a **ereção** desapareça.

P.S.: não importa quem você é ou quão excitado está, não é certo pressionar seu(sua) parceiro(a) para transar apenas porque você está sexualmente estimulado(a).

AS MULHERES FICAM EXCITADAS?

Sim. Uma pessoa com **vagina** pode ficar excitada. O sangue é bombeado e incha o **clitóris**, os **lábios** e a **vagina**. É normal sentir uma sensação palpitante quando isso acontece.

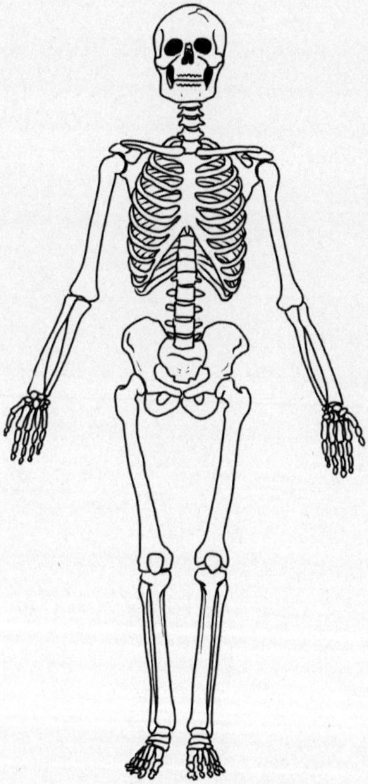

QUANTOS ÓVULOS EU TENHO?

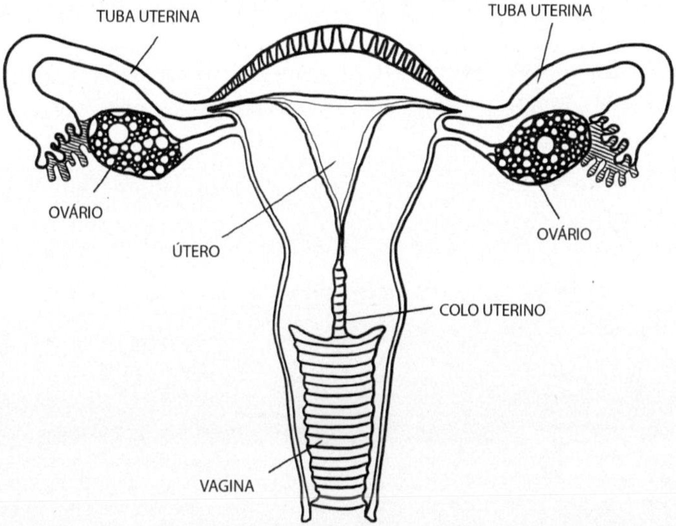

Quando uma pessoa com **vagina** nasce, ela tem todos os seus **óvulos**. Essas pessoas normalmente nascem com 1-2 milhões de **óvulos** em seus **ovários**. Dois milhões de **óvulos** é um presente e tanto para se receber no dia do nascimento. Mas não se preocupe, isso não significa que haverá essa quantidade toda de gestações. Muitos dos **óvulos** nunca se desenvolverão completamente ou sairão dos **ovários**. Uma pessoa com **vagina** provavelmente irá liberar em torno de quinhentos **óvulos** durante sua vida fértil, começando na **puberdade** e terminando na **menopausa**.[6] (Para saber mais sobre o que é a **menopausa**, vá para a página 77.)

ONDE O ESPERMA É PRODUZIDO?

Na fábrica de **esperma**! Brincadeira. Na verdade, é nos **testículos** que começa a produção de **esperma** quando uma pessoa com **pênis** atinge a **puberdade**. Milhares de **espermatozoides** serão feitos a cada minuto para o resto de suas vidas, então, pensando por esse lado, é como se fosse mesmo uma fábrica de **esperma**. Uma vez que o **esperma** é produzido nos **testículos**, ele se move para o **epidídimo**, que fica logo acima do local onde foi produzido, e permanece por lá durante cerca de duas semanas, até estar pronto para ser liberado. Se os **espermatozoides** não forem liberados durante esse tempo, eles morrem e são reabsorvidos pelo corpo.[7]

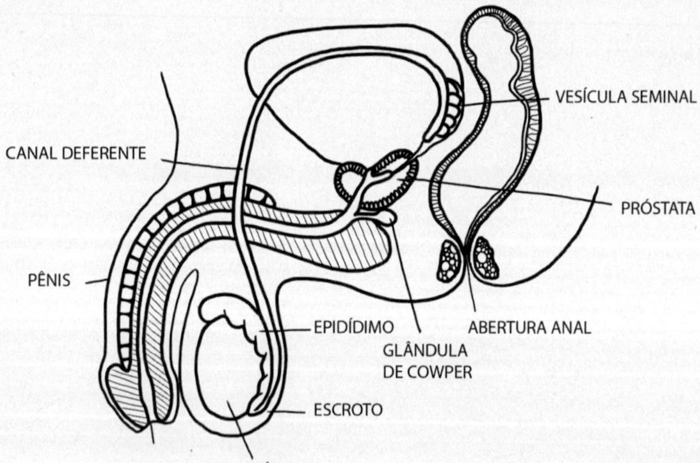

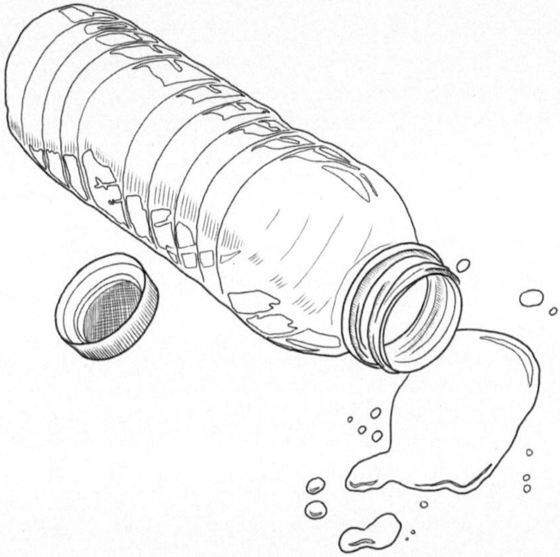

SE EU FICAR MOLHADA LÁ EMBAIXO QUANDO VEJO UMA PESSOA EM ESPECÍFICO, ISSO SIGNIFICA QUE EU GOSTO DELA?

Não, isso nem sempre significa que você gosta da pessoa. Pode ser e pode não ser. Quando uma pessoa com **vagina** se sente sexualmente excitada, a **vagina** pode produzir mais fluido vaginal e ficar mais "molhada". Esta é uma resposta natural do corpo, que acontece para criar lubrificação durante o **sexo**. Da mesma forma, se uma pessoa com **pênis** se sente sexualmente excitada, seu **pênis** pode se tornar ereto e um pouco de **líquido pré-ejaculatório** (fluido produzido pelo corpo para limpar o **pênis** antes da **ejaculação**) pode sair, deixando a roupa dessa pessoa um pouco molhada. Embora queiramos, não podemos controlar por quem nos sentimos atraídos, mas podemos controlar o que fazemos com esses sentimentos. Só porque seu corpo tem uma resposta física natural não significa que você tem que agir com base nela. Se não fizer nada, nada de ruim acontecerá. E a resposta física natural não significa necessariamente que você tem um interesse romântico na pessoa ou que gosta dela. Também é importante saber que você pode gostar de alguém, ou estar atraído(a) por alguém, e *não* ficar molhado(a). O corpo de todo mundo é diferente e reage de maneiras diferentes à atração por outros.

Lembre-se: a vagina também pode ficar molhada devido a uma secreção natural. Veja a página 69 para mais informação!

POR QUE O MÉDICO PRECISA VER MINHAS PARTES ÍNTIMAS?

Pelo mesmo motivo que ele escuta nosso coração com um estetoscópio, um médico precisa verificar as partes íntimas (**pênis**, **bolsa escrotal**, **seios**, **vulva** e **vagina**) para garantir que estão saudáveis. É importante que ele peça sua permissão antes de tocar nelas. O médico também deve explicar para você o que está fazendo e por quê. Se você alguma vez se sentir desconfortável, pode pedir a ele que pare e conversar com um de seus pais ou outro adulto de confiança. Saiba também que você pode sempre ter outra pessoa na sala o(a) acompanhando se isso o(a) ajudar a se sentir mais confortável. Não fique quieto(a) e sempre exponha seus sentimentos para que você possa se sentir bem enquanto obtém os cuidados que merece.

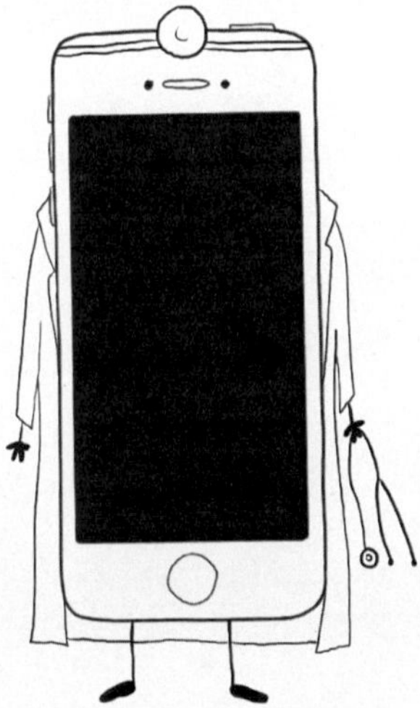

POR QUE OS TESTÍCULOS ENCOLHEM QUANDO ESTOU NADANDO?

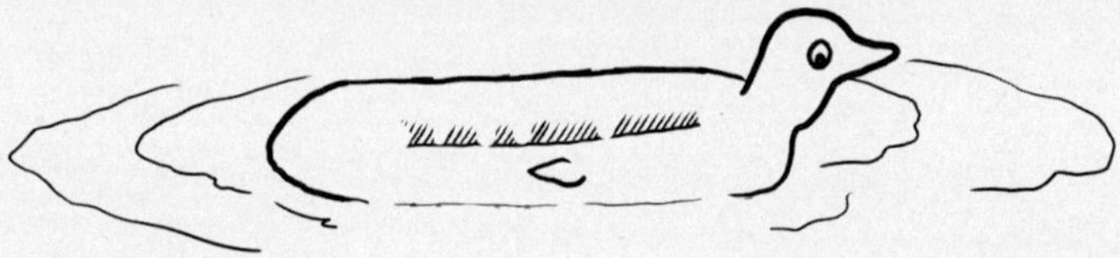

Pode acreditar na gente, não é porque eles não gostam de água! Geralmente, quando você nada, a água está fria, e seus **testículos** não gostam do frio. Sempre que os **testículos** ficam frios, o **escroto** (a pele ou "saco" que contém os **testículos**) irá puxá-los para mais perto do corpo, para ajudar a mantê-los aquecidos. Isto acontece porque os **testículos** precisam estar a uma temperatura específica para que o corpo possa produzir **esperma** (e ele está sempre fabricando **esperma**). Pense no **escroto** como um sistema de aquecimento e refrigeração pessoal!

É POSSÍVEL FICAR SEM ESTOQUE DE SÊMEN?

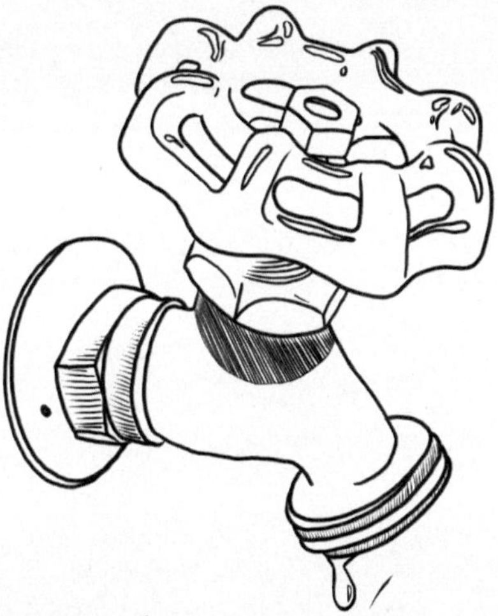

Uma pessoa não esgota o **sêmen** ou fluido ejaculatório. Uma pessoa com **pênis** naturalmente começa a produzir espermatozoides e **sêmen** quando atinge a **puberdade** e ela faz isso o dia todo, todos os dias a partir de então. À medida que envelhece, sua produção pode diminuir, mas ela não se esgotará. Se uma pessoa ejacula muitas vezes seguidas, ela pode notar quantidades menores de fluido, mas não se preocupe — o corpo acabará fazendo mais.

Você sabia que mesmo que uma pessoa com **pênis** não tenha **testículos** (ou tenha apenas um **testículo**) o corpo ainda produzirá **sêmen**? Isso porque o **sêmen** contém mais do que apenas **esperma**; os fluidos são adicionados quando o **esperma** está pronto para deixar o corpo. Portanto, mesmo se não houver **espermatozoides** presentes, o fluido ejaculatório ainda será produzido.

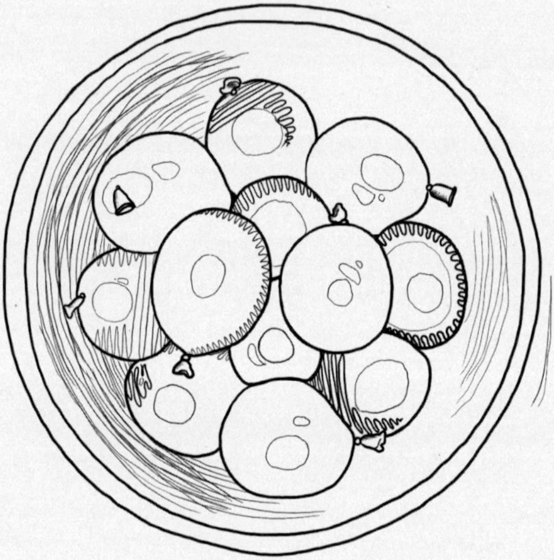

O QUE SIGNIFICA QUANDO UMA MULHER ESGUICHA? TODAS CONSEGUEM FAZER ISSO?

Esguicho (também conhecido como ***squirting***) é quando uma pessoa com **vagina** libera fluido das glândulas de Skene durante o ápice sexual ou quando está muito excitada. Isto é diferente de fazer xixi. Pode acontecer quando a pessoa chega ao **orgasmo** ou não. Algumas pessoas conseguem e outras não. Os dois casos são saudáveis e normais.

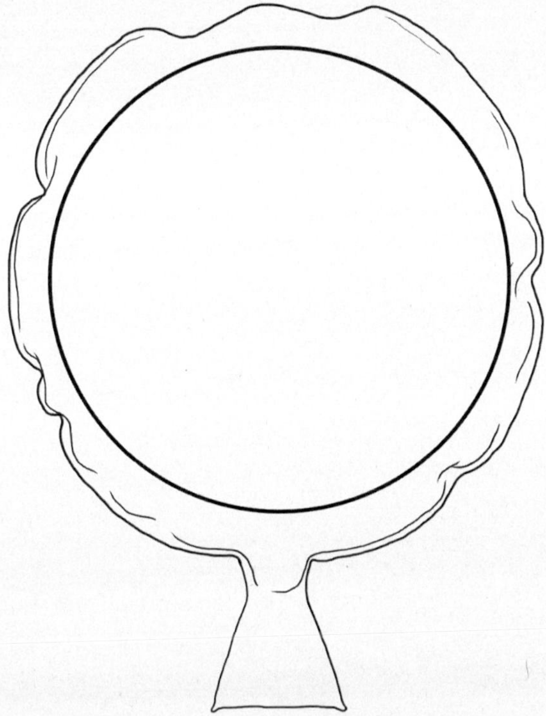

A VAGINA SOLTA PUM?

Não, a **vagina** não solta "pum". Às vezes o ar fica preso na **vagina**, o que pode fazer um ruído parecido com um pum quando é liberado; mas, embora o som possa ser o mesmo, é aí que as similaridades acabam. Um pum é o gás produzido a partir de alimentos digeridos no estômago e intestinos (sistema digestivo). A **vagina** é parte do sistema reprodutivo, de modo que nenhum gás ou ar pode de fato ser produzido nela. A forma como o ar entra na **vagina** pode variar, e sim, isso pode acontecer quando algo é inserido dentro dela. Muitas vezes as pessoas chamam o som do ar saindo da **vagina** de "**pum vaginal**".

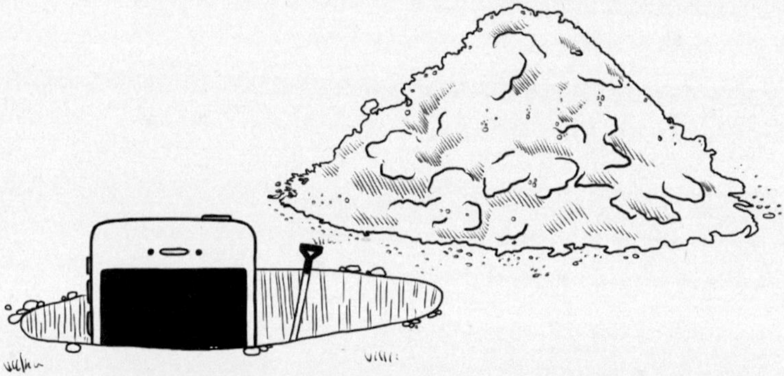

QUÃO FUNDO DÁ PRA UM PÊNIS IR NUMA VAGINA?

Isso depende da **vagina**. Da entrada da **vagina** até o **colo uterino** (o portão entre a **vagina** e o **útero**), há uma média de oito a dez centímetros de profundidade. Você pode pensar na **vagina** como um bolso: a maior parte do tempo ela permanece fechada, mas quando algo é inserido, a **vagina** se estica para dar espaço ao que está entrando. No entanto, não importa quão profunda seja uma **vagina**, o **pênis** não vai passar do **colo uterino**. Só porque a **vagina** pode esticar, não significa que ela tenha que fazer isso. Se algo for desconfortável ou machucar, isso pode significar que ela está sendo esticada demais. É importante falar com o(a) parceiro(a) sobre o que é bom e o que não é. Se sentir uma sensação ruim, interrompa o ato e considere conversar com um **profissional da saúde**.

COMO É O ESPERMATOZOIDE?

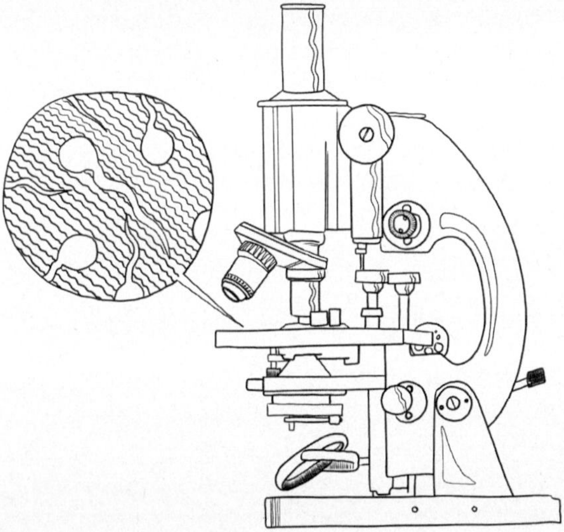

Honestamente, o **espermatozoide** parece um girino: eles têm uma "cabeça" e uma "cauda". No entanto, os **espermatozoides** são incrivelmente pequenos e só podem ser vistos sob um microscópio. O fluido em que viajam é chamado **sêmen**, que consiste em **espermatozoides** e nutrientes que os mantêm saudáveis e vivos. O **sêmen** é o fluido que é liberado durante a **ejaculação**. Normalmente, o **sêmen** sai como um fluido claro ou branco e pode ser pegajoso ao toque.

É POSSÍVEL QUEBRAR UM PÊNIS?

A resposta é sim e não. Confuso, não é? O **pênis** não possui osso internamente, por isso não pode quebrar como uma perna ou um braço. Mas se o **pênis** se dobrar muito ou for ferido enquanto está ereto, pode causar uma "fratura peniana", que pode ser dolorosa e precisar de atendimento médico. Quando isso acontece, a pessoa pode ouvir um som de estalo, causado pelo esponjoso **tecido erétil** se rompendo. Esta lesão só pode acontecer quando o **pênis** está ereto porque quando está mole, ou flácido, ele pode se curvar mais facilmente. Ferimentos no **pênis**, embora não sejam comuns, são mais prováveis de acontecer durante o **sexo vaginal**, **sexo anal** ou **masturbação** agressiva.

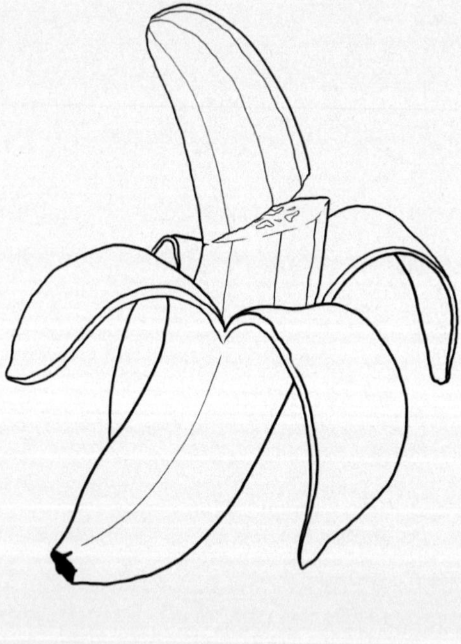

O XIXI SAI DA VAGINA?

Muitas pessoas pensam assim! Mas a verdade é que uma pessoa com **vagina** faz xixi pela abertura uretral, que é um buraco minúsculo acima da abertura vaginal. O sangue menstrual, o corrimento vaginal e o bebê saem pela abertura vaginal. A abertura uretral está conectada à **bexiga** e é parte do sistema que elimina os resíduos do corpo, enquanto a abertura vaginal está conectada ao sistema reprodutivo. Portanto, são dois buracos distintos! Embora haja dois buracos lá embaixo, não há como você confundi-los porque a abertura da **uretra** é ultrapequena. Não há como um **absorvente interno,** o dedo, o **pênis**, o brinquedo sexual ou qualquer outra coisa entrar "acidentalmente" na abertura da **uretra**.

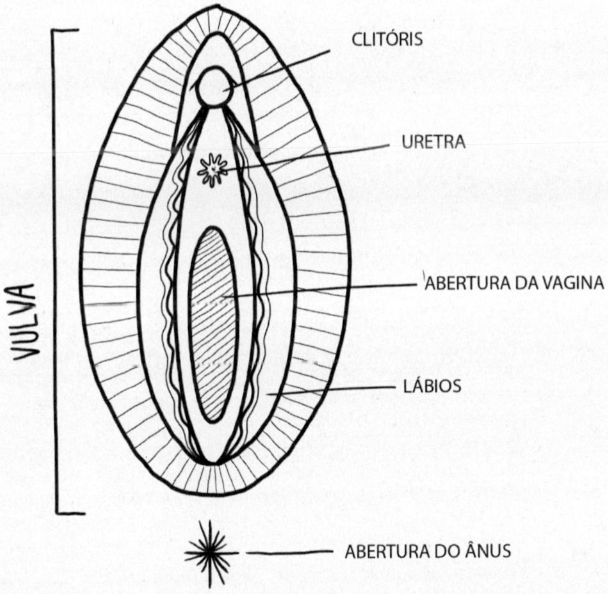

O QUE SIGNIFICA ROMPER O HÍMEN?

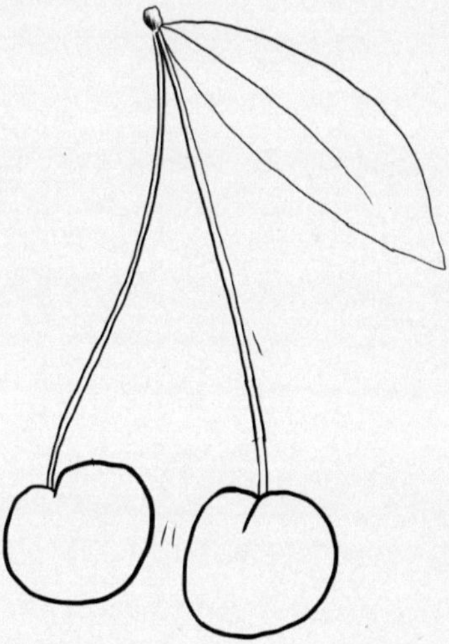

O **hímen** é uma membrana muito fina que cobre parcialmente a abertura para a **vagina**. Às vezes, quando uma pessoa com **vagina** faz **sexo vaginal** pela primeira vez, seu **hímen** pode rasgar ou se esticar, de modo que ela pode notar uma sensação de aperto e a saída de uma pequena quantidade de sangue. No entanto, a pessoa nem sempre sangra na primeira vez que faz **sexo,** porque o **hímen** pode ter sido rompido anteriormente ou porque não se rompeu durante aquele ato sexual (tendo possivelmente apenas se esticado).

Outras formas de "romper" o **hímen** que não tem nada a ver com **sexo**:

- Passeio a cavalo
- Ginástica
- Andar de bicicleta
- Inserção de absorvente interno

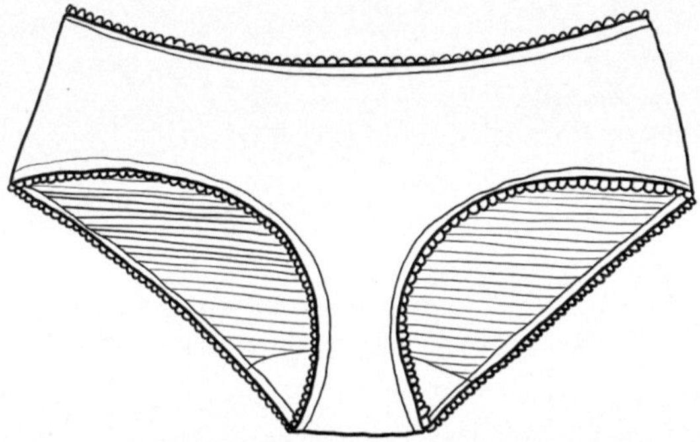

O QUE É O LIQUÍDO BRANCO QUE SAI NA CALCINHA?

Durante e após a **puberdade**, as pessoas com **vagina** podem notar um líquido branco ou transparente em sua roupa íntima. Isto é normalmente chamado de corrimento vaginal. O corrimento vaginal é a maneira pela qual a **vagina** se mantém limpa. É totalmente normal e saudável. Às vezes uma pessoa pode notar que, ao longo de seu **ciclo menstrual,** o corrimento muda de textura e de quantidade. Se alguma vez mudar de cor (algo como verde ou amarelo), tornar-se volumoso em textura, começar a cheirar diferente ou causar coceira, a pessoa deve procurar um médico.

Como a **vagina** é autolimpante, não há a necessidade de usar sabonetes sofisticados ou **duchas íntimas** – na verdade, isso faz mais mal do que bem. As **duchas** podem lavar todas as bactérias, incluindo as bactérias boas que trabalham para manter a **vagina** saudável. Diga não à **ducha**!

COM QUANTOS ANOS A GENTE COMEÇA A FAZER EXAME DE VAGINA?

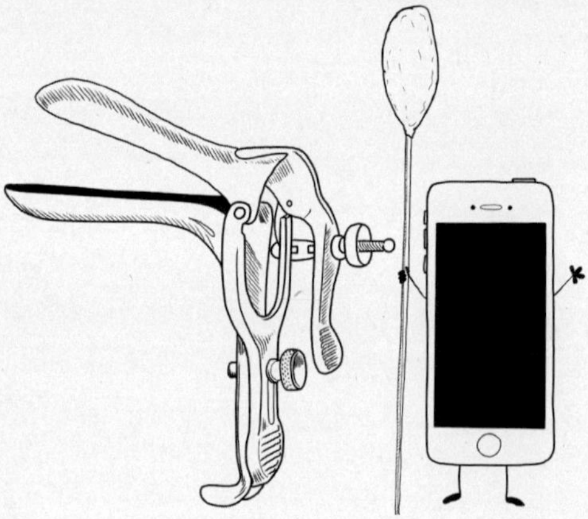

As pessoas devem ter o hábito de olhar regularmente seus próprios órgãos **genitais** para saber o que é normal e conseguir notar se uma mudança acontecer. Isto não tem que ser um feito grandioso — apenas olhe rapidinho antes de entrar no chuveiro. Há um exame especial chamado **Papanicolau** que as pessoas com **vagina** devem fazer. Nos Estados Unidos, a recomendação dos órgãos de saúde é que a pessoa com **vagina** comece a fazer este exame periodicamente a partir dos 21 anos*. Este procedimento analisa as células do **colo uterino** para investigar a presença de câncer. Se você estiver sentindo dor em ou ao redor de suas **genitálias**, ou se achar que algo está errado, procure um **profissional da saúde**, independentemente de sua idade. Para as pessoas com **pênis**, o médico deverá checar o **pênis** e os **testículos** anualmente. Eles procuram por quaisquer caroços e conferem se os órgãos **genitais** estão se desenvolvendo no mesmo ritmo que o resto do corpo.

---

* No Brasil, o Ministério da Saúde recomenda que o exame seja realizado periodicamente em pessoas que já tiveram atividade sexual vaginal, especialmente entre as idades de 25 e 59 anos. [N.E.]

MEU CLITÓRIS PODE SUMIR QUANDO EU FICAR MAIS VELHA?

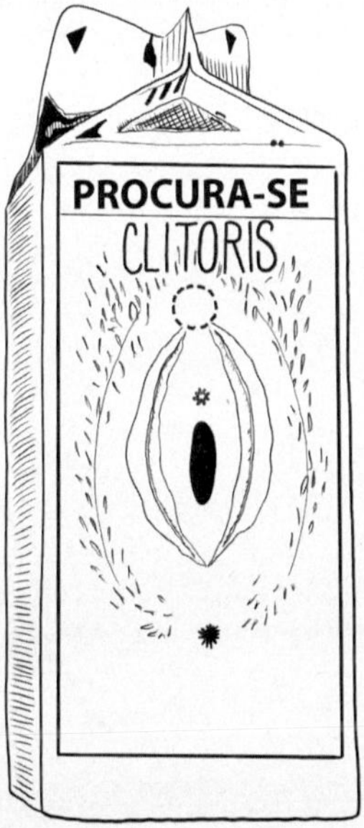

Boas notícias: como qualquer outra parte do corpo, o **clitóris** pode mudar ou passar a causar sensações diferentes à medida que uma pessoa envelhece, mas ele não desaparece com a idade (porque está grudado a você). Todas as pessoas com **vagina** nascem com uma pele que cobre o **clitóris** (chamado de **capuz**) e isso pode fazer com que o **clitóris** seja mais difícil de ser visto em alguns corpos. Algumas pessoas também relatam que a sensibilidade das terminações nervosas muda à medida que envelhecem. Isso é um processo normal do envelhecimento, e cada corpo é diferente.

OS URSOS CONSEGUEM SENTIR O CHEIRO DE SANGUE MENSTRUAL?

Os ursos têm um olfato aguçado e é provável que consigam sentir o cheiro do sangue. Entretanto, as pesquisas dizem que um urso não atacará alguém por estar menstruando. Os ursos estão muito mais interessados no cheiro dos alimentos do que no cheiro dos **absorventes**.[8]

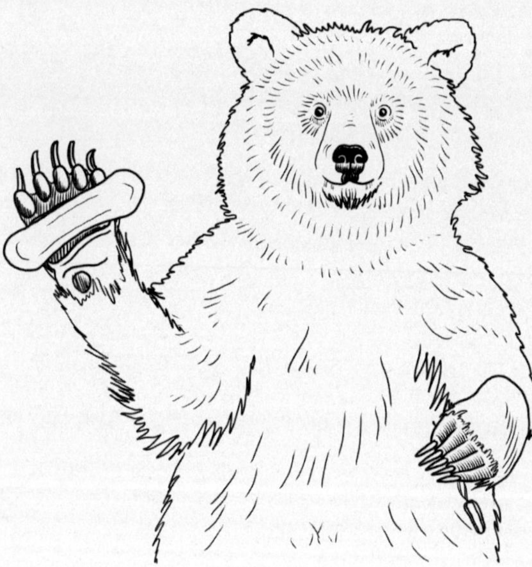

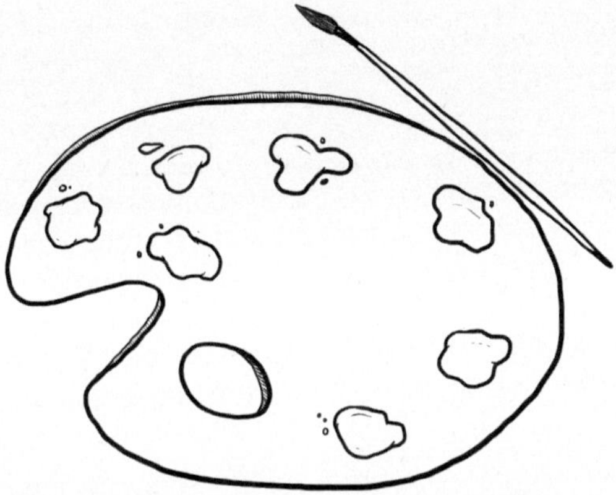

QUAL COR O SANGUE DA MENSTRUAÇÃO DEVE TER?

Concordamos que seria legal se o sangue menstrual fosse verde neon com purpurina, mas, é sangue. Portanto, a cor será algo na paleta do vermelho. O sangue menstrual pode mudar dependendo da etapa que você estiver em seu **ciclo menstrual**. A cor pode ser qualquer uma na escala: marrom escuro, quase preto, vermelho-ferrugem ou até mesmo um vermelho brilhante. É importante você conhecer seu corpo e o que é normal para você. Se seu sangue menstrual mudar ou parecer incomum, não há problema em perguntar a alguma pessoa que você confie, como um de seus pais ou um **profissional da saúde**.

OS SEIOS SEMPRE TÊM LEITE DENTRO?

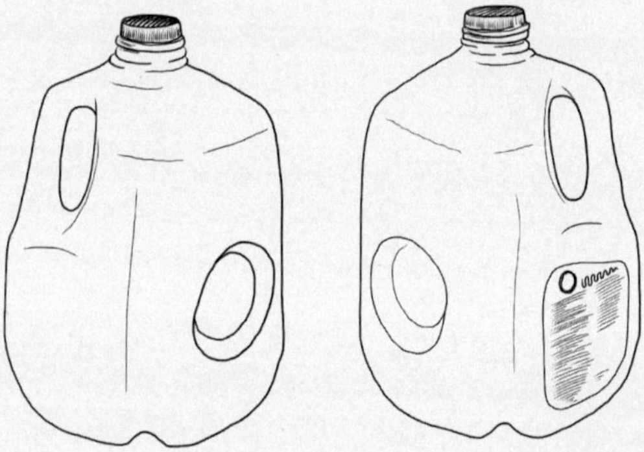

Não, os **seios** nem sempre têm leite. O sistema de dutos que ajuda as mamas a produzirem leite começa a se desenvolver durante a **puberdade**. Mesmo que os **seios** de uma pessoa possam produzir leite, eles geralmente não começam a fazer isso até que ela engravide, e, ainda assim, normalmente, só lá pelo quinto mês de gestação. É importante saber que às vezes os **seios** podem vazar um fluido claro mesmo quando uma pessoa não está grávida. Este fluido é geralmente normal, mas se isto for algo novo para a pessoa, é sempre bom consultar um médico.[9]

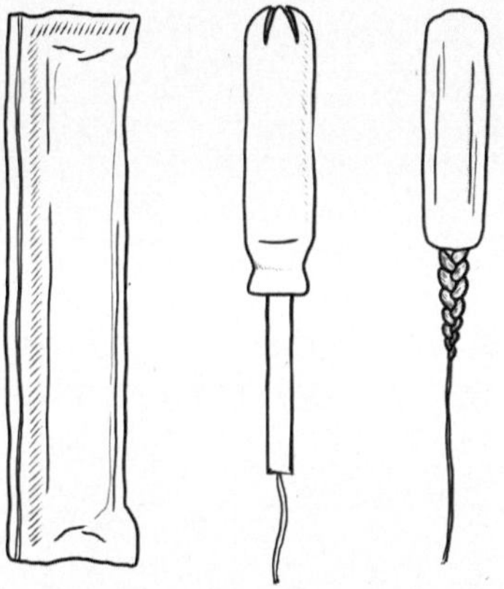

O QUE É SÍNDROME DO CHOQUE TÓXICO?

A **Síndrome do Choque Tóxico** (SCT) é uma infecção sanguínea rara. Uma das formas dela acontecer é deixando um **absorvente interno** na **vagina** mais tempo do que o recomendado (leia as instruções na caixa do **absorvente** para saber por quanto tempo ele pode ser usado). Os sinais de **SCT** são semelhantes aos de uma gripe e podem incluir febre alta, vômitos, queda na pressão sanguínea, diarreia e erupção cutânea. Se uma pessoa desconfiar que está com **SCT**, é importante que ela retire o **absorvente interno** e vá ao médico imediatamente.

UM PÊNIS COM PELE EXTRA TEM QUE SER LAVADO DE ALGUM JEITO DIFERENTE?

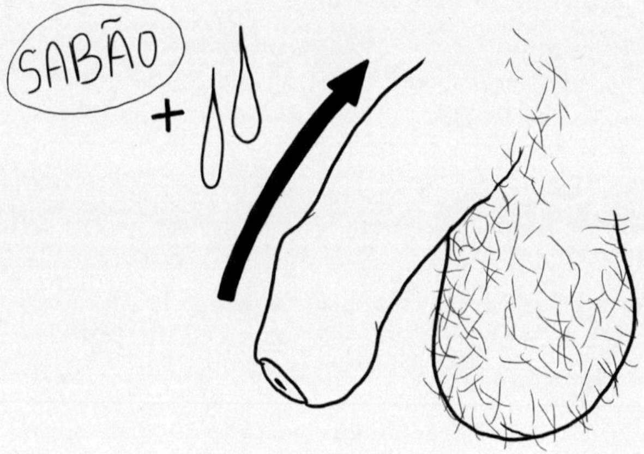

As pessoas com **prepúcio** são referidas como tendo um **pênis intacto**. A maneira como elas cuidam de seu **pênis** é diferente da rotina de autocuidado de uma pessoa que tenha sido circuncidada (uma pessoa cujo **prepúcio** foi removido). Todos precisam limpar o **pênis**, e uma pessoa com o **pênis intacto** precisa simplesmente puxar o **prepúcio** para trás para lavar a cabeça do **pênis**, usando água morna e sabão. Isto é necessário porque as bactérias podem ficar presas, acumulando-se entre o **prepúcio** e a parte superior do **pênis**.

COM QUANTOS ANOS A MENOPAUSA CHEGA?

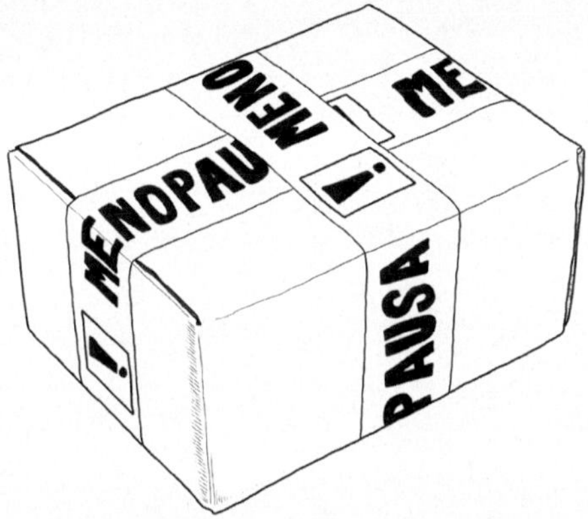

Primeiramente, o que é a **menopausa**? A **menopausa** é quando o corpo de uma pessoa deixa de menstruar, de liberar **óvulos** e gradualmente reduz a produção de **hormônios** (**estrogênio**, **progesterona** e **testosterona**). Nos Estados Unidos, a idade média para uma pessoa com **vagina** entrar na **menopausa** é 51 anos. Mas não é raro que a **menopausa** comece mais cedo, como por volta dos 48 anos, ou mais tarde, como por volta dos 55.[10]

> Sinais de **menopausa**:
> Ondas de calor, mudanças vaginais, mudança na forma dos **seios** e ganho de peso.

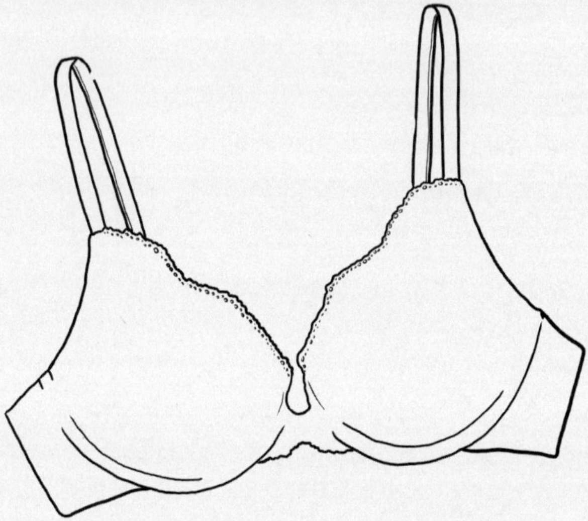

EU VOU TER CÂNCER SE DORMIR DE SUTIÃ?

Não! Os sutiãs podem ser desconfortáveis, podem levantar os **seios**, coçar, espetar, ser bonitos, ser feios e tantas outras coisas, mas não há provas de que dormir usando sutiã cause câncer. Muitas pessoas dormem sem sutiã porque é mais confortável. Mas o negócio é o seguinte: todos podem decidir o que é melhor para si. Então, tire-o, coloque-o, faça o que quiser e o que for bom para você![11]

TAMANHO IMPORTA?

Geralmente, quando as pessoas fazem esta pergunta, estão perguntando sobre o tamanho do **pênis**. E a questão é a seguinte: o **pênis** de todo mundo é diferente. Os **pênis** podem ser menores, maiores, mais grossos, mais finos, mais curtos ou intermediários. Se isso "importa" ou não muitas vezes tem relação com a preferência do(a) parceiro(a). Algumas pessoas podem preferir um **pênis** maior, outras podem preferir um **pênis** menor e algumas outras podem simplesmente não se importar. Para muitas pessoas, ficar excitado(a) tem muito mais a ver com outras coisas do que com o tamanho do **pênis** de seu(sua) parceiro(a). É importante saber que uma pessoa não pode mudar o tamanho de seu **pênis**. Portanto, não é correto fazer alguém se sentir mal com seu corpo. Além disso, não importa o tamanho que o **pênis** tem, todos funcionam da mesma maneira.

TEM COMO UM ABSORVENTE INTERNO SE PERDER NA VAGINA?

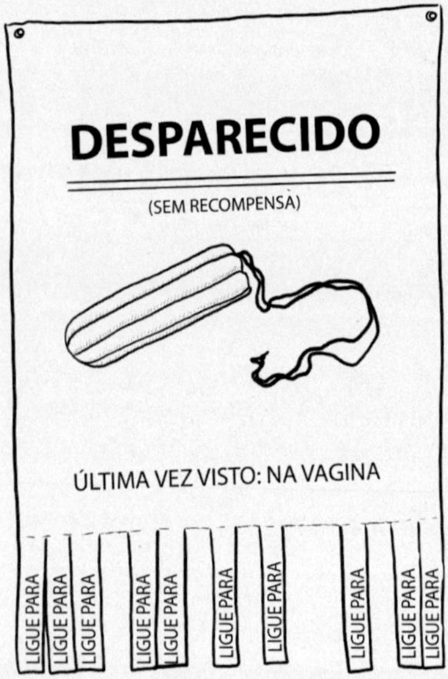

Muitas pessoas pensam na **vagina** como um túnel profundo, escuro, misterioso e sem fim. Bem, isso simplesmente não é verdade! A parte da frente da **vagina** é chamada de abertura vaginal e o ponto posterior ou final é chamado de **colo uterino**. A abertura do **colo uterino** é tão pequena que só o sangue menstrual e o **esperma** conseguem passar, então, não é possível que um **absorvente** ou qualquer outra coisa que entre na **vagina** vá mais fundo no corpo. O **absorvente** não se perderá porque o **colo uterino** está a postos (agradecemos por isso). Portanto, não se preocupe: o **absorvente** estará lá quando você procurar por ele.

E, enquanto estamos nesse assunto, vamos falar de urina e **absorventes internos**. O **absorvente** está na **vagina**. O xixi deixa o corpo através da **uretra** (o buraco acima da **vagina**). Portanto, adivinhe só: uma pessoa pode fazer xixi e usar um **absorvente interno** ao mesmo tempo!

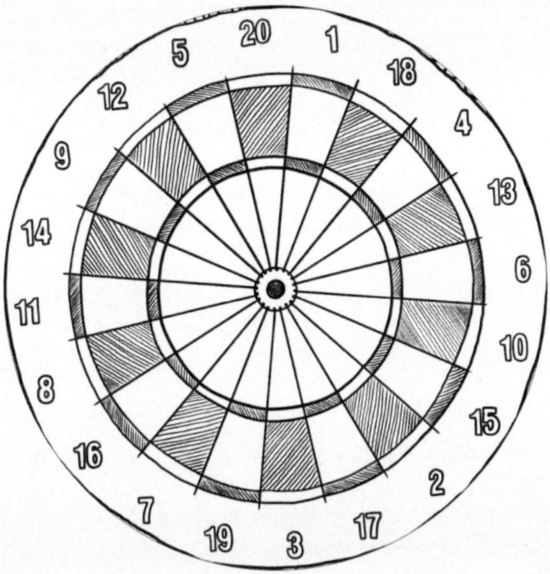

É NORMAL OS SEIOS DOEREM?

Ah, os **seios**... na maioria das vezes, eles só ficam lá, pendurados... mas, algumas vezes, eles doem, coçam, atrapalham, pinicam ou até dão uma sensação boa. É comum que os **seios** doam. Eles podem doer durante a **puberdade** porque estão crescendo. Podem doer antes ou durante o período menstrual de uma pessoa porque os **hormônios** no corpo estão mudando. Podem doer depois do uso contínuo de um sutiã o dia todo. Se os **seios** estiverem doendo muito ou doendo todos os dias, converse com um médico sobre isso.

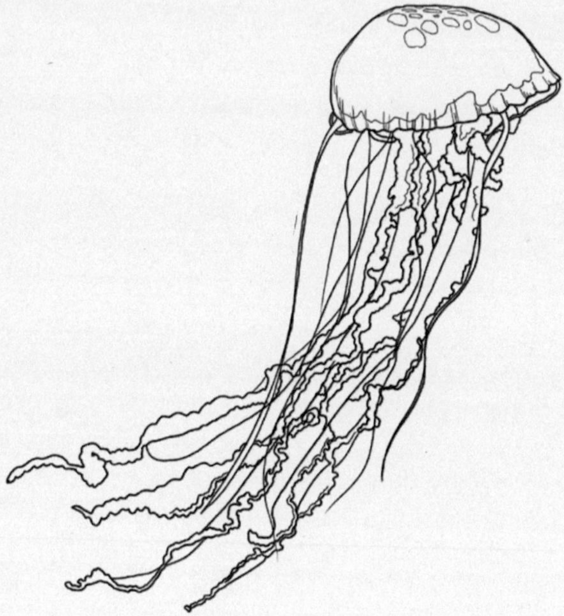

É POSSÍVEL TER PÊNIS E VAGINA AO MESMO TEMPO?

Uma pessoa não pode ter um **pênis** totalmente funcional e uma **vagina** totalmente funcional, mas é possível que uma pessoa seja **intersexo**. Ser **intersexo** significa que as características sexuais de alguém (a aparência e funcionamento) podem incluir uma variedade de diferentes cromossomos, **genitais**, **órgãos reprodutivos** ou **hormônios**. Isto pode ser diferente para cada pessoa **intersexo**. Algumas diferenças podem ser perceptíveis ao nascer, enquanto outras diferenças podem só aparecer mais tarde (como durante a **puberdade**), ou só aparecerem em testes especiais.[12]

É NORMAL TER PELO NO MAMILO?

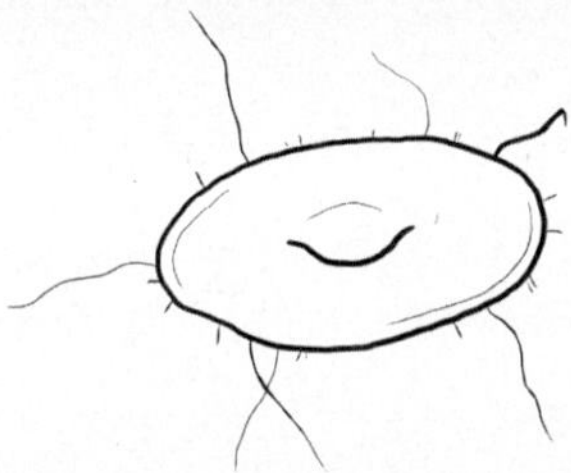

Pelos, pelos por toda a parte! Sim, até mesmo nos **mamilos**! Assim como acontece com outros pelos do corpo, algumas pessoas podem desenvolver pelos ao redor dos **mamilos**, enquanto outras não. Eles podem ser mais espessos e escuros que os outros pelos corporais da pessoa, ou ser mais finos e enrolados. Não precisa se envergonhar se você tiver pelos ao redor de seu **mamilo**. E também, assim como com outros pelos, a pessoa pode optar por deixá-los ou removê-los.

POR QUE OS TESTÍCULOS FICAM FORA DO CORPO?

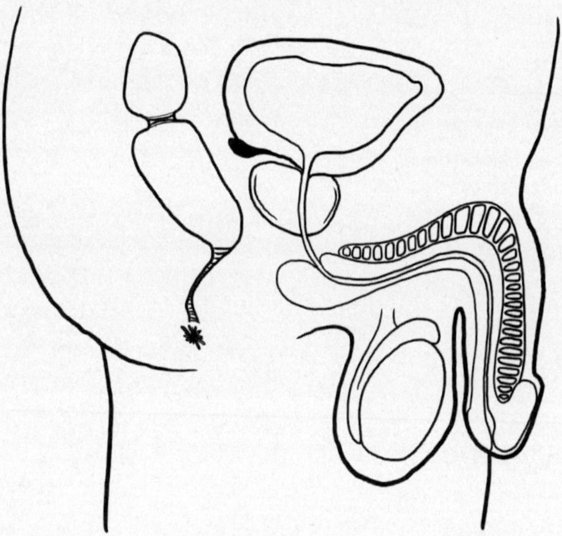

Você se lembra do conto "Cachinhos dourados e os três ursos?" A menina da história experimenta um mingau: uma tigela estava quente demais, outra estava fria demais, mas a última tigela estava boa. Bem, os espermatozoides são mais ou menos assim: eles só são produzidos na temperatura certa para sobreviver. Os **testículos** ficam pendurados do lado de fora do corpo, no **escroto**, a fim de permanecer na temperatura certa para a produção de **esperma**. Se eles estivessem dentro do corpo, o **esperma** poderia ficar um pouco quente demais.

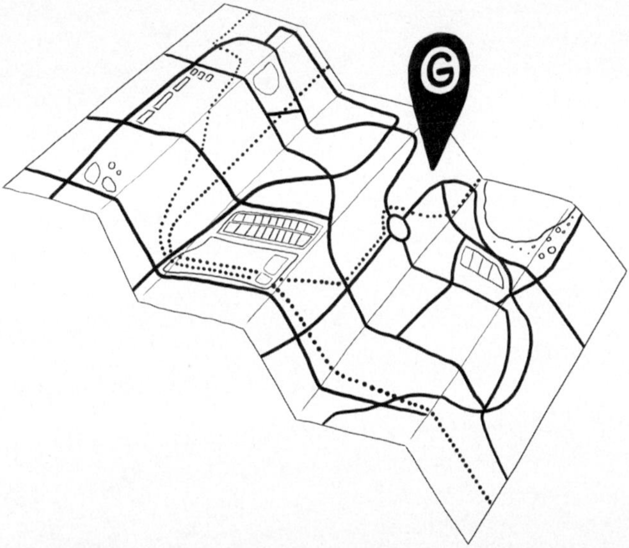

ONDE FICA O PONTO G?

Ah, o **ponto G**! Alguns acham que ele é um mito e outros acham que é um botão mágico. O **ponto G** é uma área localizada entre dois e sete centímetros adentro da **vagina**, em direção ao umbigo, que tem muitas terminações nervosas. Para algumas pessoas, ter este ponto tocado é gostoso (e pode levar a um **orgasmo**), e, para outras, pode não haver sensação alguma. Quando se trata de definir o que é bom, cada pessoa é diferente e está tudo bem! "**Ponto G**" é uma abreviação para Ponto de Gräfenberg, uma homenagem ao médico que iniciou a pesquisa a respeito dessa área. Contudo, esta foi apresentada ao mundo pela dra. Beverly Whipple.

CAPÍTULO TRÊS

"É VERDADE QUE HOMEM EJACULA DORMINDO?"

E OUTRAS PERGUNTAS SOBRE PUBERDADE

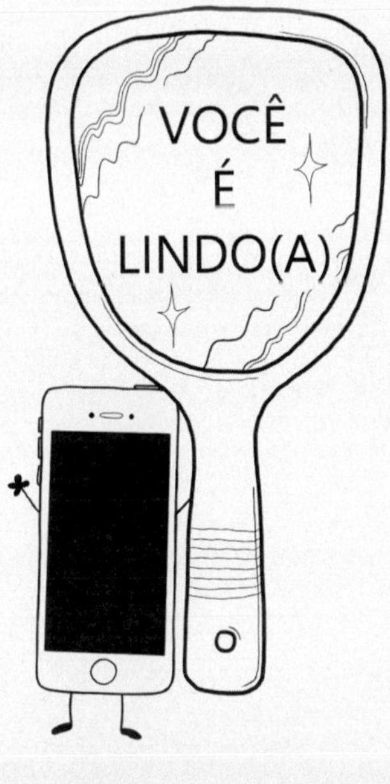

POR QUE AS MENINAS E OS MENINOS FLERTAM E AGEM DE FORMA ESTRANHA UNS COM OS OUTROS?

A gagueira, o rubor, a sensação de não saber o que fazer com as mãos! Pode ser muito estranho ver as pessoas flertando, especialmente se isso for algo novo para elas. As pessoas flertam por diferentes razões. Durante a **puberdade**, os **hormônios** são liberados no corpo e podem fazer as pessoas se sentirem românticas ou terem sentimentos sexuais que nunca experimentaram antes. Algumas pessoas optam por agir de acordo com estes sentimentos (paqueram, convidam alguém para sair, dão as mãos, beijam) e outras optam por não fazer absolutamente nada. Também é comum para as pessoas se sentirem nervosas ou "estranhas" perto de alguém que gostam porque podem não saber o que dizer, podem estar preocupadas em dizer a coisa errada ou não saber o que querem que aconteça.

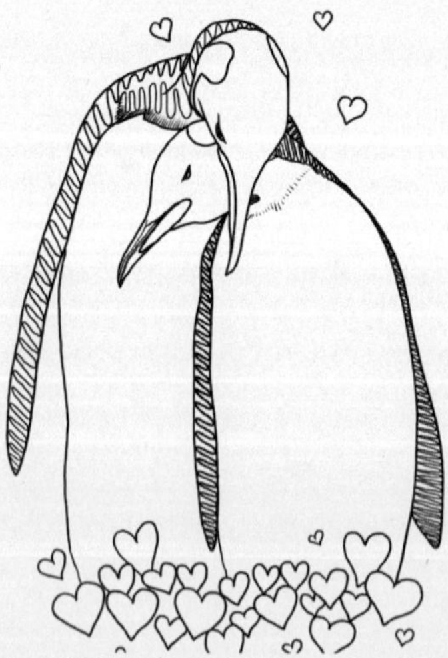

É ERRADO TER SENSAÇÕES SEXUAIS NA IDADE QUE ESTOU?

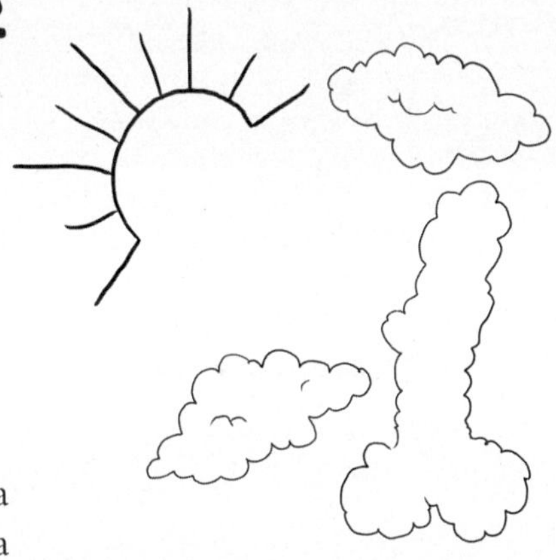

Não importa qual seja sua idade, não é errado de forma nenhuma. As pessoas podem ter sensações sexuais a qualquer momento ao longo da vida e podem experimentá-las de diferentes maneiras. Geralmente, isso fica mais forte quando a pessoa passa pela **puberdade**, mas cada um é diferente. Não há nada de errado em ter ou não ter sensações sexuais. O que a pessoa escolhe fazer com essas sensações que é importante. Algumas pessoas escolhem ignorá-las, outras optam por falar sobre elas, já outras escolhem tocar os próprios corpos. Se duas pessoas concordarem, podem ter relações sexuais uma com a outra. Faça apenas o que for confortável para você.

Não são apenas as sensações sexuais que mudarão na **puberdade** – é possível que todos os sentimentos mudem. Você pode não se sentir mais tão próximo de certas pessoas ou pode mudar de ideia entre gostar e não gostar de uma determinada pessoa o tempo todo. Suas emoções podem parecer uma montanha-russa, mas não se preocupe, elas vão se equilibrar com o passar do tempo.

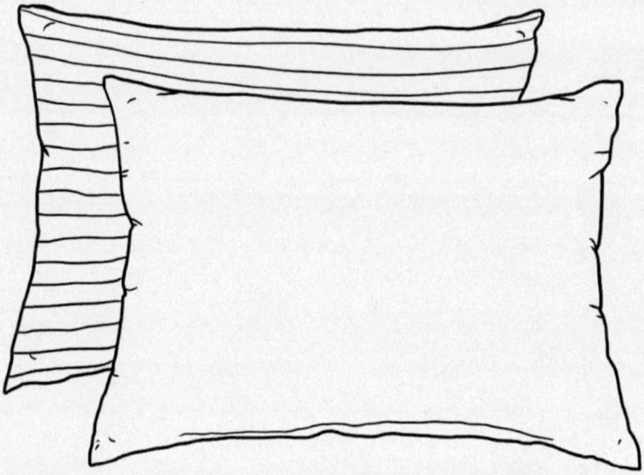

É VERDADE QUE HOMEM EJACULA DORMINDO?

Com certeza, e não é nada para se envergonhar. Durante a **puberdade**, é comum que o **pênis** fique ereto e ejacule enquanto uma pessoa dorme. Isto é chamado de **polução noturna.** Pode acontecer bastante com algumas pessoas, e com outras nunca. Pode acontecer quando uma pessoa está sonhando com qualquer coisa; não precisa necessariamente ser algo sexualmente excitante. Quando se tem um episódio de **polução noturna**, a pessoa não está fazendo xixi enquanto dorme, mesmo que a cama fique molhada. Na verdade, ela está liberando **sêmen**. Para a maioria das pessoas, esses episódios passam com o tempo.

POR QUE MEU ROSTO VIVE ESTOURADO?

O rosto "estourar" geralmente refere-se à acne, também conhecida como "espinhas". A acne pode ser comum durante a **puberdade** porque, nesse momento, as pessoas produzem muitos **hormônios**, o que pode deixar a pele delas mais oleosa. A acne não tem nada a ver com alguém estar sujo ou não se lavar. No entanto, uma coisa que pode ajudar a reduzir a quantidade de acne é a limpeza regular do rosto. O ato de lavar o rosto com um sabonete adequado limpa os poros e retira a oleosidade excessiva. Se você está preocupado(a) com a acne, fale com um médico.

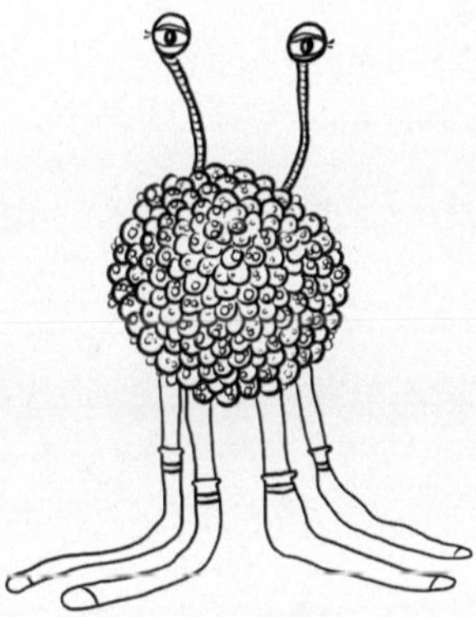

O QUE EU FAÇO COM MEUS PELOS PUBIANOS?

Isso depende do que você quer fazer com eles. Seja você mesmo! Os **pelos pubianos** ajudam a manter os órgãos **genitais** seguros e protegidos. Algumas pessoas optam por removê-los com cera, apará-los ou raspá-los, mas mantê-los também é uma ótima opção. O que quer que faça com seus **pelos pubianos** é decisão sua. A pessoa deve escolher o que a faz sentir melhor. E lembre-se: se optar por remover os pelos, é importante saber que a pele na região púbica é sensível. É importante falar com um adulto para obter conselhos antes de tentar removê-los.

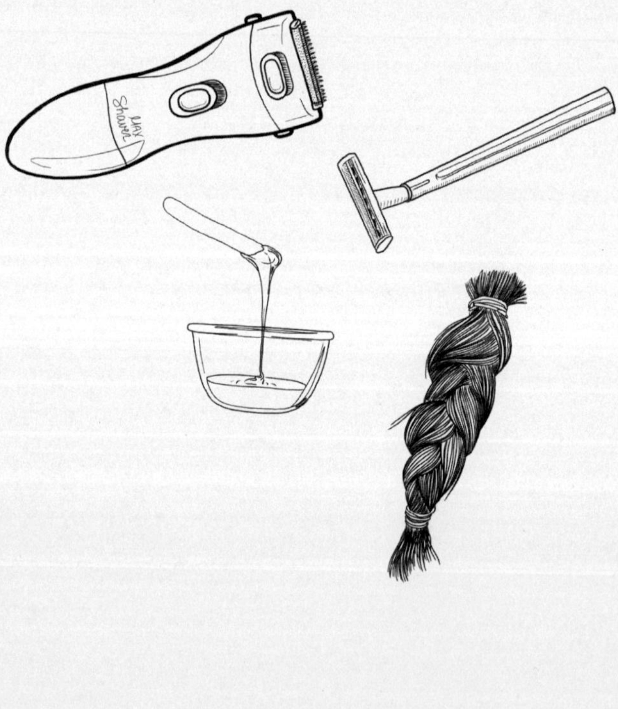

QUANTO TEMPO DURA A PUBERDADE?

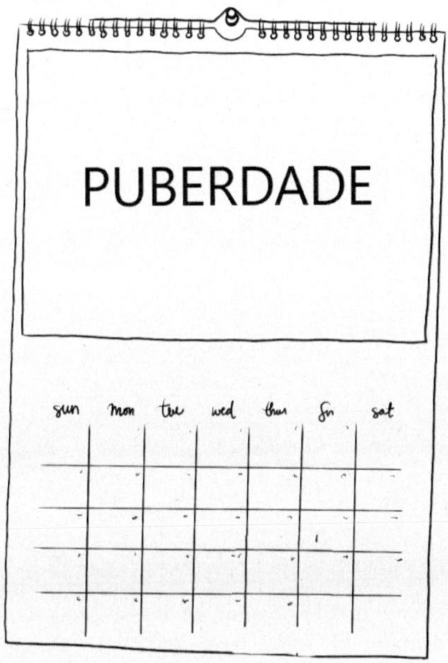

A **puberdade** não acontece da noite para o dia! Em vez disso, pense na **puberdade** como uma viagem. O corpo de uma pessoa passa por mudanças biológicas e fisiológicas, e essas mudanças sinalizam que a pessoa logo se tornará um adulto. Isto pode começar a acontecer entre os oito e dezesseis anos de idade e pode durar alguns anos. Algumas mudanças são rápidas e outras podem demorar mais. O corpo de cada um é diferente. Se alguma mudança for difícil de lidar, busque o apoio de um adulto confiável e converse com ele.

POR QUE NÃO TENHO SEIOS AINDA? OS DA MINHA IRMÃ SÃO ENORMES!

É importante lembrar que o corpo de cada um é diferente. E todos os corpos são lindos, quer tenham **seios** grandes, pequenos ou nenhum **seio**. É possível que você tenha **seios** do mesmo tamanho que os da sua irmã, mas também é possível que seus **seios** fiquem menores ou maiores do que os dela. Os **seios** crescem durante a **puberdade** (muitas vezes entre oito e dezesseis anos), mas eles podem mudar ao longo da vida da pessoa. Por exemplo, se uma pessoa ganha ou perde muito peso, ou se engravida, seus **seios** podem mudar de tamanho. Não é possível controlar quando os **seios** vão crescer, nem quão grandes ficarão.

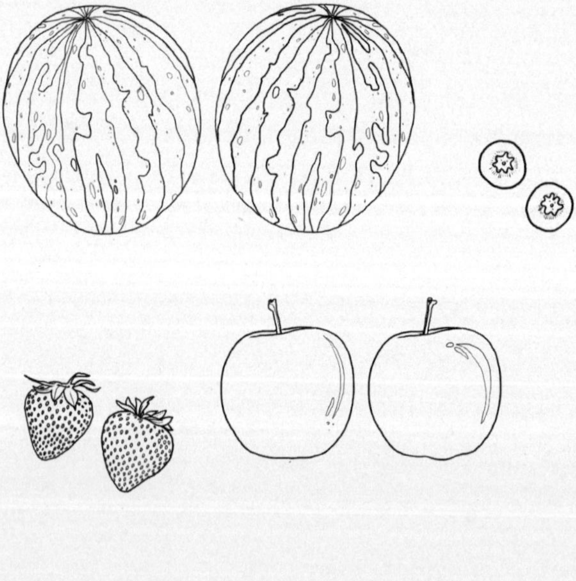

POR QUE OS GAROTOS NÃO MENSTRUAM?

A resposta é simples: por causa da anatomia! Pessoas com **pênis** não ficam menstruadas porque elas não têm **útero**. A **menstruação** acontece quando o revestimento do **útero** descama.

O termo "garoto" se refere ao **sexo biológico**. Se alguém tem um **útero** e se identifica como garoto, ele pode menstruar. Veja o Capítulo 4 para mais informações sobre **gênero**.

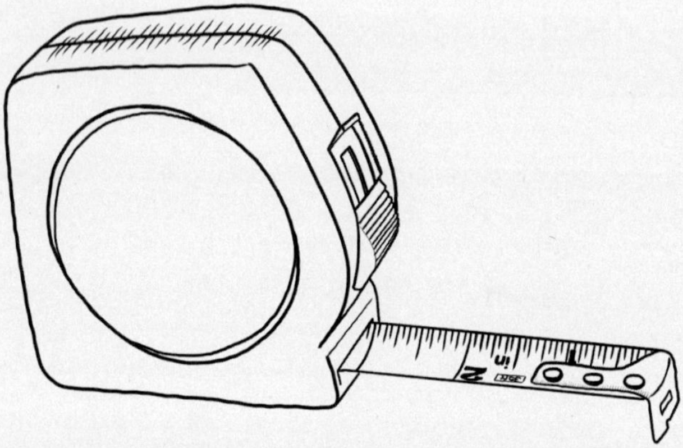

QUANTO TEMPO DURA A MENSTRUAÇÃO?

Não se preocupe, não é para sempre! É normal sangrar entre dois e sete dias durante sua **menstruação**. O ciclo completo dura desde o primeiro dia de sangramento até o primeiro dia do próximo sangramento. O **ciclo menstrual** médio é de cerca de 25 a 30 dias, mas pode ser tão curto quanto 21 dias ou tão longo quanto 35 dias, sendo diferente para cada pessoa. O número de dias no ciclo de uma pessoa pode variar de mês a mês.[13] As pessoas com **vagina** começam a menstruar durante a **puberdade** e continuarão assim até a **menopausa**. (Para mais informações sobre a **menopausa**, vá para página 77.)

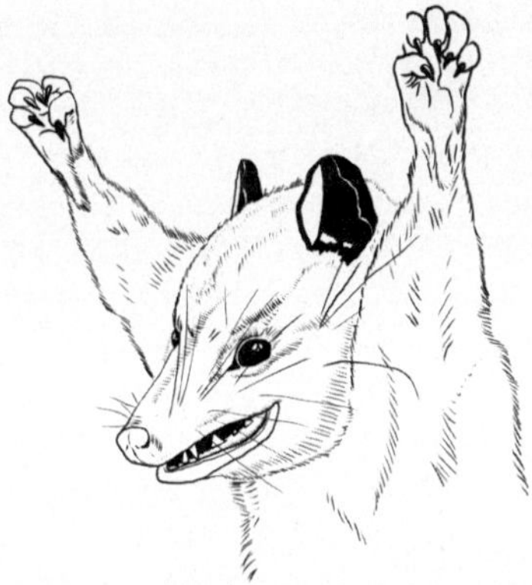

POR QUE AS MULHERES FICAM TÃO SURTADAS DURANTE A MENSTRUAÇÃO?

Especialmente durante a **puberdade**, todos (não importando o **sexo biológico**) passam por mudanças emocionais por causa dos **hormônios**. As pessoas com **vagina** podem experimentar essas mudanças hormonais dias ou semanas antes da **menstruação** começar. Algumas pessoas podem se sentir tristes, mal-humoradas, irritáveis, famintas, cansadas, dentre muitas outras emoções que podem aflorar, enquanto outras pessoas podem não ter uma mudança perceptível em seu estado de espírito. Mas lembre-se: só porque alguém está mal-humorado, nem sempre tem a ver com seu **ciclo menstrual**. A pessoa pode estar apenas tendo um dia ruim ou pode estar farta de ouvir a pergunta: "você está na TPM?"

Algumas pessoas podem sentir desejos, como o desejo por algum alimento específico. Apesar do que pensam, o desejo por chocolate não é um resultado dos **hormônios**. As pessoas geralmente anseiam pelas coisas que lhes dão conforto porque o período menstrual nem sempre é agradável.

O QUE USAR DURANTE A MENSTRUAÇÃO?

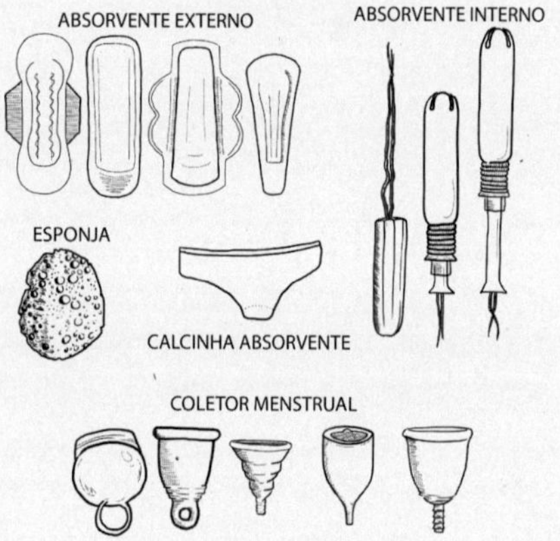

Há tantas opções! Há muitos produtos que ajudam a impedir que o sangue passe para as roupas. Algumas pessoas usam **absorventes externos**, que se fixam na roupa íntima para reter o sangue quando ele sai da **vagina**. Outras usam **absorventes internos**, que são inseridos na **vagina** para absorver sangue. Também podem usar **coletores menstruais** ou esponjas projetadas especialmente para isso, que são inseridos na **vagina** para segurar o sangue e podem ser reutilizados. Há até roupas íntimas que ajudam a absorver o sangue. Com tantas opções, é importante descobrir o que funciona para você e seu estilo de vida.

Você pode encontrar instruções sobre como usar cada uma destas opções na embalagem.

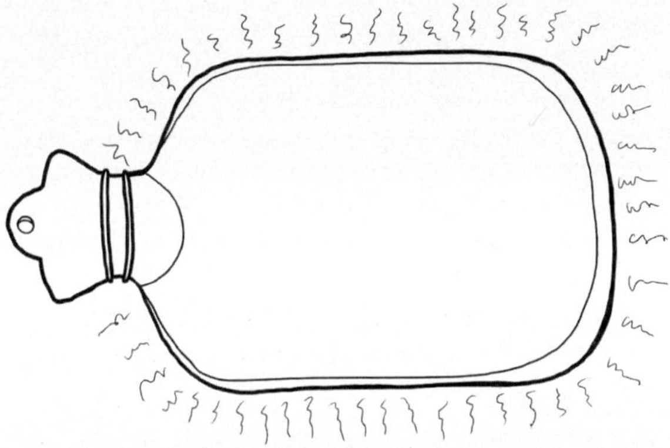

POR QUE TEMOS CÓLICA DURANTE O PERÍODO MENSTRUAL?

As pessoas podem ter cólicas durante a **menstruação** porque o **útero** se contrai para liberar o sangue menstrual. Algumas pessoas sentem cólicas leves ou não sentem cólicas, enquanto outras têm cólicas intensas. Ter cólica é normal, mas a intensidade não deve ser dolorosa a ponto de atrapalhar a sua capacidade de fazer o que você normalmente faz. Se suas cólicas menstruais são extremamente dolorosas ou duram muito tempo, é importante falar com um médico. Algumas boas maneiras de aliviar as cólicas são: banho quente, remédios para dor que não precisam de prescrição médica, alongamentos e exercícios ou aplicação de bolsa de água quente sobre a área que dói.

UMA SENSAÇÃO DE FORMIGAMENTO NO PÊNIS PODE SER O QUÊ?

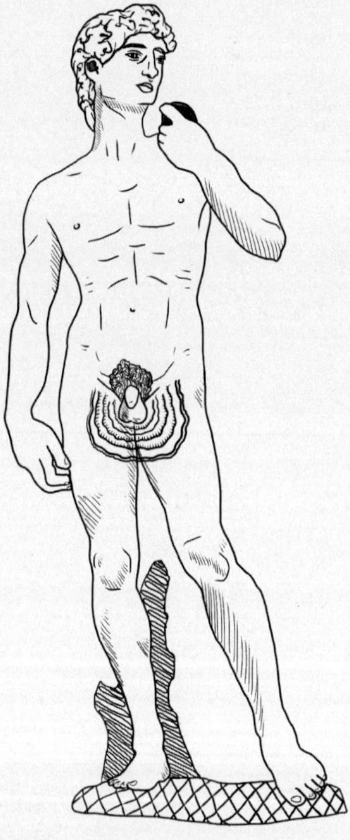

Uma sensação de formigamento pode acontecer por diferentes razões: uma coceira, a sensação da vontade de fazer xixi ou **excitação sexual**. Se uma pessoa com **pênis** está ficando sexualmente excitada, o órgão pode ficar ereto. Isto pode fazer o **pênis** se levantar e se afastar do corpo. A pessoa pode escolher não fazer nada, e a **ereção** irá embora (depois de um tempo, o **pênis** fica mole e repousa no corpo novamente). A pessoa pode escolher tocar o **pênis**, mas isto só deve ser feito em particular. Ou pode optar por ter relações sexuais com outra pessoa, desde que ambas deem permissão (consentimento).

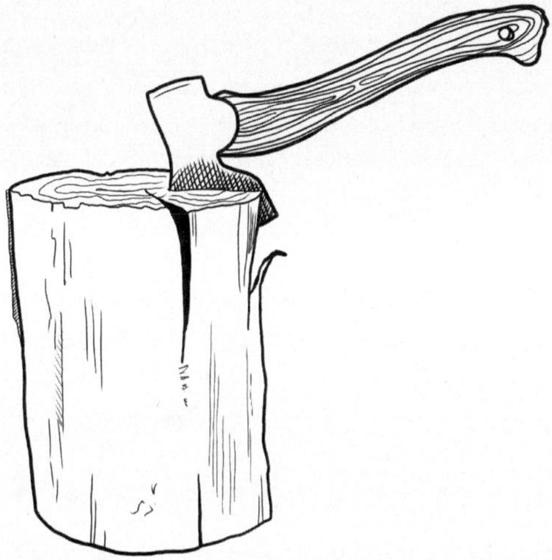

POR QUE ÀS VEZES EU ACORDO DE PÊNIS ERETO?

Bom dia! Ter uma **ereção** durante o sono ou quando se acorda pela manhã é normal e saudável. Isto é mais comum quando se está passando pela **puberdade**, mas pode acontecer em qualquer idade. Há diferentes teorias para que isso aconteça. As duas teorias mais comuns são que isso acontece porque o corpo está mais relaxado pela manhã ou porque há maior quantidade de **hormônios** circulando nesse horário. Só porque uma pessoa acorda com uma **ereção** não significa que ela estava sonhando com algo excitante.[14]

O QUE EU FAÇO SE NÃO QUISER ENTRAR NA PUBERDADE?

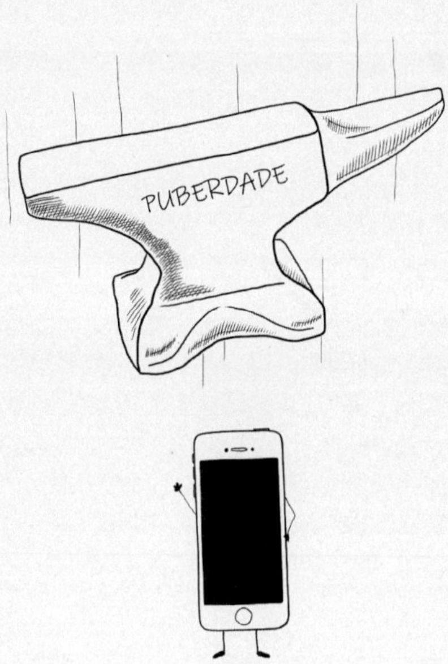

Pronto ou não, você não pode fugir da **puberdade**. Ela é um momento na vida em que as pessoas experimentam várias mudanças — físicas, emocionais e sociais. Todos têm opiniões diferentes sobre a **puberdade** e as mudanças corporais associadas, especialmente durante o período que estão acontecendo no *próprio* corpo. A **puberdade** começa e termina em momentos diferentes para cada pessoa e é uma experiência muito individual. Com todas essas mudanças, algumas pessoas ficam animadas e gostam da ideia de passar pela **puberdade**, enquanto outras ficam preocupadas ou ansiosas. Uma maneira de lidar com todas as emoções e transformações é discutir o que você está sentindo com alguém que confie.

VOU TER PELOS EM TODOS OS LUGARES?

Embora *muitos* pelos comecem a crescer durante a **puberdade**, não tenha medo: não crescerão em todos os lugares! A maioria das pessoas terá pelos mais grossos e mais escuros nas pernas. Os pelos começarão a crescer sob os braços e na área do púbis (na **vulva**, no **escroto** e na área ao redor do **pênis**). Algumas pessoas podem começar a ter pelos no peito e no rosto. Uau, realmente parece que é em toda parte! Mas o legal é o seguinte: seu corpo é seu. Você decide o que fazer com os novos pelos. Algumas pessoas os deixam crescer, outras raspam ou depilam, e há quem tinja com cores diferentes. Seja lá o que você decidir fazer com os pelos, é escolha sua.

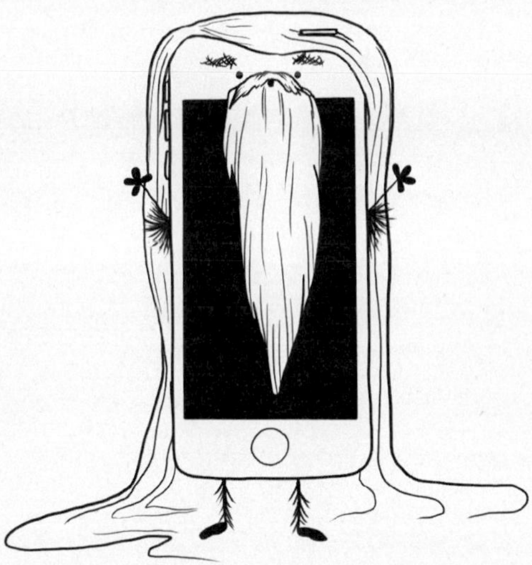

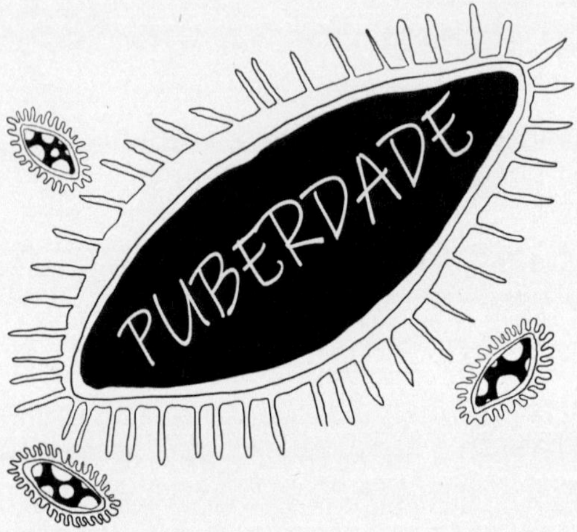

A PUBERDADE É ALGUM TIPO DE DOENÇA CONTAGIOSA?

Não se preocupe, você não pode *contrair* **puberdade**! Não é um resfriado; é um conjunto de mudanças físicas, emocionais e sociais que acontecem ao longo do tempo. Pode parecer que todos estão passando pela **puberdade** ao mesmo tempo, mas isso é apenas porque todos passam por ela em torno da mesma idade (geralmente entre oito e dezesseis anos). O corpo de cada um é diferente, e a **puberdade** começará quando o corpo estiver pronto. Mesmo que ela não seja contagiosa, acontece com todos. Por isso, segure-se: é um passeio divertido e bem louco.

Você sabia? O crescimento das mãos e dos pés é frequentemente o primeiro sinal de que a **puberdade** já começou![15]

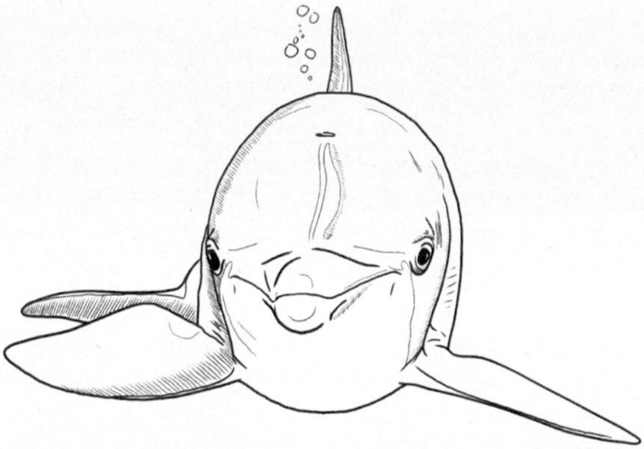

DÁ PRA BOTAR UM ABSORVENTE INTERNO NO ÂNUS?

Sim, é possível. É para isso que eles servem? Não. **Absorventes internos** são destinados a serem inseridos na **vagina** para coletar sangue menstrual. Cuidado ao introduzir algo no ânus ou na **vagina**, certifique-se de que o que você está inserindo não é prejudicial e/ou perigoso para o seu corpo.

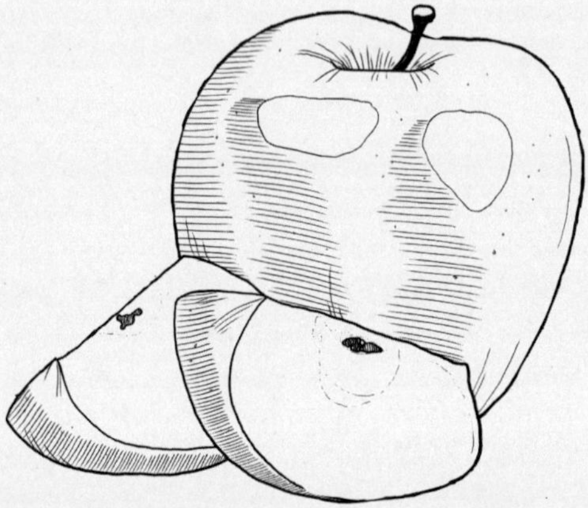

O QUE É POMO DE ADÃO E POR QUE A VOZ DOS MENINOS FICA GROSSA?

O "Pomo de Adão" é uma protuberância que fica na frente do pescoço. Não é algo que está preso na garganta — na verdade é a laringe, ou caixa de voz, que está localizada na garganta e dá o dom da voz. Durante a **puberdade**, a laringe cresce, geralmente se tornando mais perceptível nas pessoas com **pênis**. Este crescimento e expansão dos músculos é o que faz com que as vozes de algumas pessoas se tornem mais grossas durante a **puberdade**.[16]

QUANDO EU VOU SER ADULTO DE VERDADE?

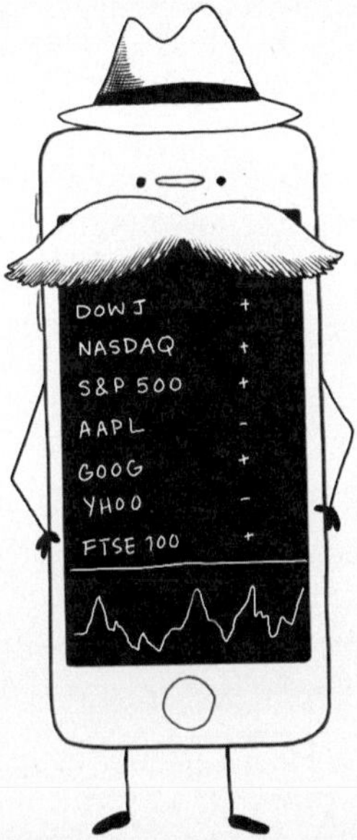

Alguém realmente cresce por completo? Desculpe, fomos longe na reflexão! *Ser adulto* significa coisas diferentes para cada pessoa. Se estivermos pensando no corpo de uma pessoa crescendo até atingir a idade adulta, esta é uma maneira de "crescer" e é chamada de **puberdade**. A **puberdade** é o momento em que o corpo de uma pessoa passa por mudanças até atingir um aspecto mais próximo do corpo de um adulto. Isto normalmente acontece entre oito e dezesseis anos e geralmente inclui pelo menos um pico de crescimento. Mas a **puberdade** pode demorar muitos anos. Portanto, dependendo de quando começa o ciclo da **puberdade**, pode levar anos até que uma pessoa esteja "totalmente crescida". Ser adulto "por completo" não se refere apenas ao corpo de uma pessoa, mas ao desenvolvimento do cérebro. Você sabia que o cérebro de uma pessoa não está totalmente desenvolvido até 25 anos? Ser plenamente crescido leva tempo e é um processo diferente para cada um.

CAPÍTULO QUATRO

"DOZE ANOS É MUITO CEDO PRA SABER QUE SOU BI?"

E OUTRAS PERGUNTAS SOBRE ATRAÇÃO SEXUAL, ORIENTAÇÃO SEXUAL, IDENTIDADE DE GÊNERO E EXPRESSÃO DE GÊNERO

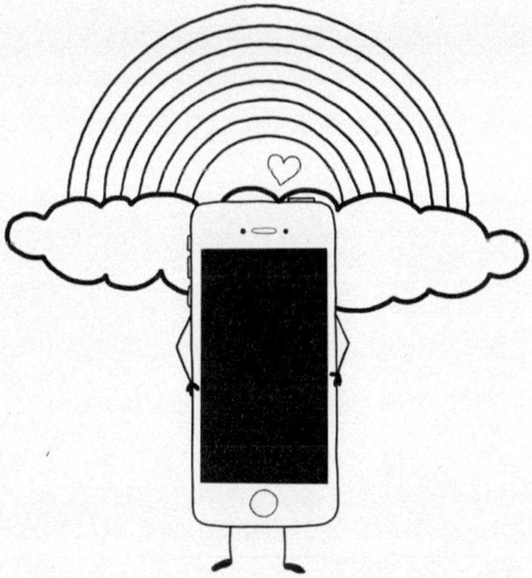

AFINAL, O QUE É ORIENTAÇÃO E EXPRESSÃO DE GÊNERO?

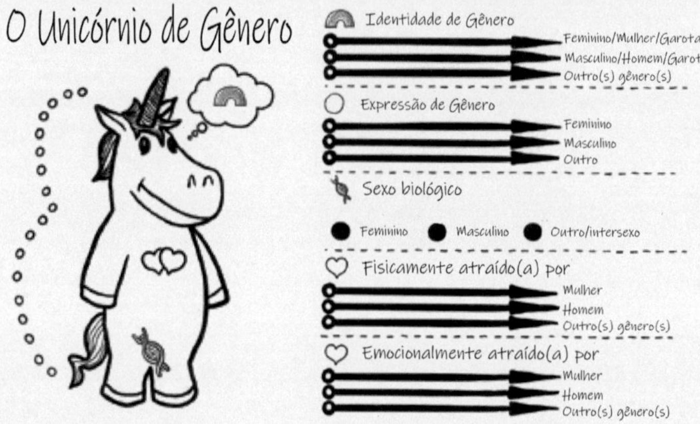

O centro Trans Student Educational Resources *criou este gráfico para ajudar as pessoas a entenderem a questão de gênero. E quem não ama unicórnios (especialmente um unicórnio inclusivo e educativo)?*[17]

Gênero é a forma como alguém se sente por dentro e como se identifica. Alguns exemplos de como as pessoas se identificam: mulher, homem, **gênero-fluído** e **queer**. Mas há muitas outras formas pelas quais as pessoas podem se identificar. A expressão de **gênero** pode se referir a como alguém se expressa, como se veste, como usa o cabelo ou se comporta. A **identidade** e expressão de **gênero** podem ser distintas ou iguais. É importante ser respeitoso e não fazer suposições sobre como as pessoas se identificam. A **orientação sexual** refere-se a quem a pessoa se sente atraída. A atração pode ser física, com base na aparência de alguém ou nas partes do corpo que esse alguém possui, mas também pode ser emocional, com base em com quem a pessoa gosta de passar tempo. Algumas pessoas podem se identificar como **gays**, **lésbicas**, **heterossexuais** ou **bissexuais**. Verifique o Unicórnio de Gênero, que ajuda a explicar visualmente estas diferenças.

COMO ALGUÉM MUDA DE GÊNERO?

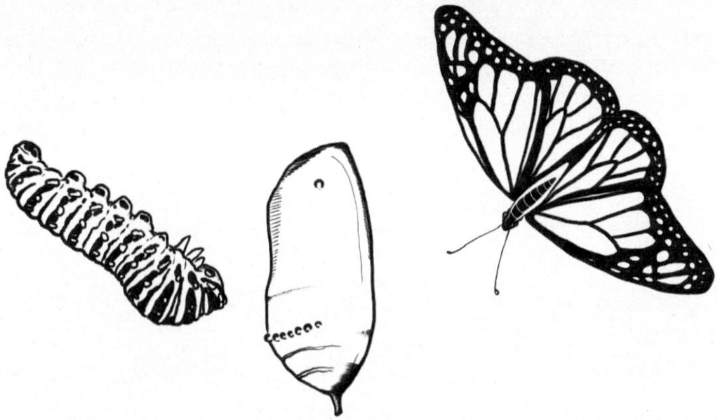

Quando as pessoas nascem, o sexo delas é registrado com base no **sexo biológico** (presença de um **pênis** ou de uma **vagina**). A forma como as pessoas se sentem por dentro é o **gênero** delas. Algumas pessoas se sentem confortáveis com o sexo registrado no nascimento. Para outras pessoas, o sexo registrado não é confortável. Se alguém sente que seu sexo registrado no nascimento não é o correto, a pessoa pode tomar medidas para afirmar o **gênero** com o qual se identifica — isto é chamado de **transição**. Pessoas cuja **identidade de gênero** é diferente do sexo registrado ao nascer podem se identificar como **transgêneros**, enquanto outras não. A **transição** pode ser social (isso envolve, por exemplo, a forma como a pessoa se veste) e/ou clínica (remédios ou cirurgia) e pode ser muito diferente para cada pessoa. A verdade é que não há maneira certa de fazer a **transição**! Não importa como uma pessoa se identifica ou expressa seu **gênero**: é importante respeitar sua identidade. Se alguém precisar de apoio na **transição**, falar com um adulto de confiança pode ajudar. É bem legal ter a chance de se identificar como quiser e poder fazer as mudanças que você sente que são certas, não é?

PERA AÍ, VOCÊ TÁ DIZENDO QUE EXISTE MAIS DO QUE DOIS GÊNEROS?

Ah, aquela pergunta que fazemos a todo pai e mãe de um recém-nascido: azul ou rosa? Menino ou menina? Honestamente, há muitas crenças diferentes sobre quantos **gêneros** *realmente* existem. Há pessoas mais familiarizadas com os **gêneros binários**, **masculino** e **feminino**, enquanto outras concordam que há possibilidades ilimitadas de **gênero**. A **identidade de gênero** de uma pessoa pode ser qualquer uma das seguintes ou mais: mulher, homem, **intersexo**, **queer**, **gênero-fluido**, **não-conformista** ou **não-binário**. No fim das contas, não importa quantos **gêneros** existem, apenas que você respeite como os outros se identificam e que eles respeitem como você se identifica! Confira a página 110 (Unicórnio de Gênero) para mais informações.

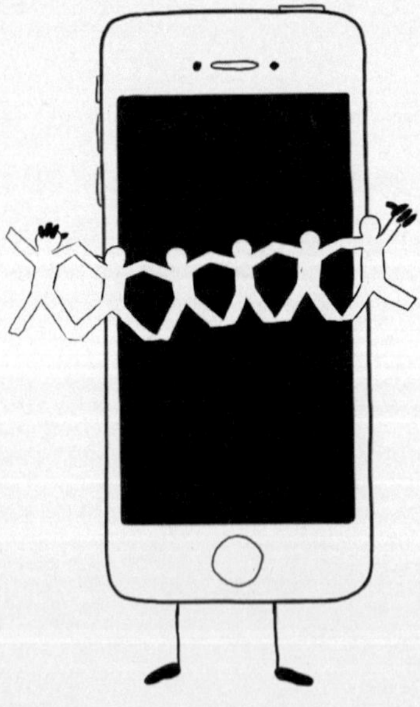

COMO VOCÊ VIRA GAY/BI/LÉSBICA?

A **orientação sexual** não é uma escolha. A **sexualidade** é um processo de vida, começando com a compreensão de si mesmo e levando à compreensão de por quem você se sente atraído(a). Às vezes a **orientação sexual** muda com o tempo, e às vezes ela permanece a mesma. A **orientação sexual** não pode ser mudada com terapia, tratamento ou pressão familiar e de amigos. Cada pessoa define a própria **orientação sexual**.[18]

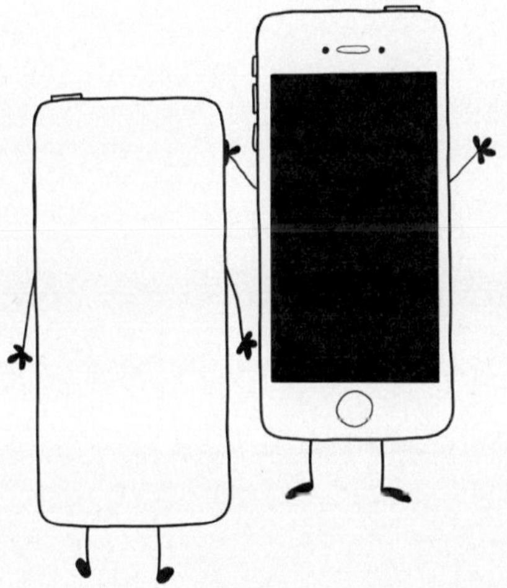

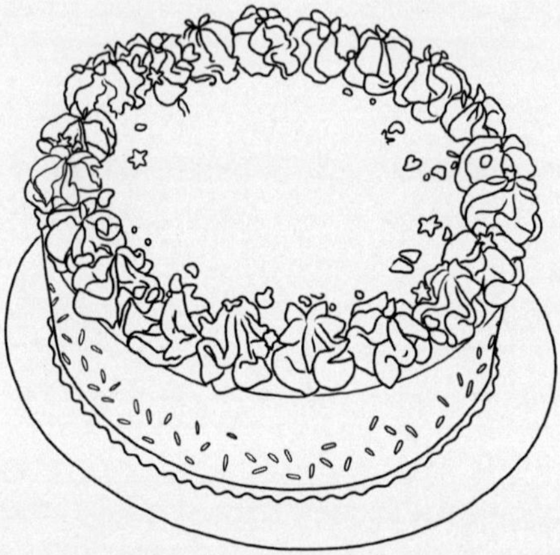

DOZE ANOS É MUITO CEDO PRA SABER QUE SOU BI?

De jeito nenhum! As pessoas podem compreender a própria orientação, ou compreender de qual tipo de pessoa gostam, em qualquer idade. A **bissexualidade** refere-se à **orientação sexual** de uma pessoa que é atraída por dois **gêneros**. À medida que as pessoas passam pela **puberdade**, elas começam a perceber por quem se atraem ou não. Podem notar que ficam com frio na barriga quando aquele garoto bonito da aula de matemática passa ou que ficam vermelhas quando assistem a um filme estrelado por sua atriz favorita. Às vezes, as pessoas podem dizer coisas como "você só está confuso(a)" ou "você está apenas experimentando". Mas, na realidade, você se conhece melhor do que os outros — e só você sabe como se identifica e por quem se sente atraído(a). Algumas pessoas sabem por quem têm atração e qual a sua **orientação sexual** imediatamente, e outras podem precisar de mais tempo para explorar essas questões.

COMO SABER SE MINHA AMIGA GOSTA DE MENINAS TAMBÉM?

Não seria legal se tivéssemos aparelhos especiais que nos dissessem por quem os outros se sentem atraídos? Infelizmente, não é possível saber essa informação a menos que a pessoa nos diga. Você decide se quer compartilhar sua **orientação sexual** com seus amigos, mas só porque você compartilhou a sua, não significa que eles tenham que compartilhar a deles com você. Seu(sua) amigo(a) pode se sentir à vontade para lhe dizer, ou talvez não. A decisão de para quem contar é pessoal, então é importante respeitar os sentimentos de cada um.

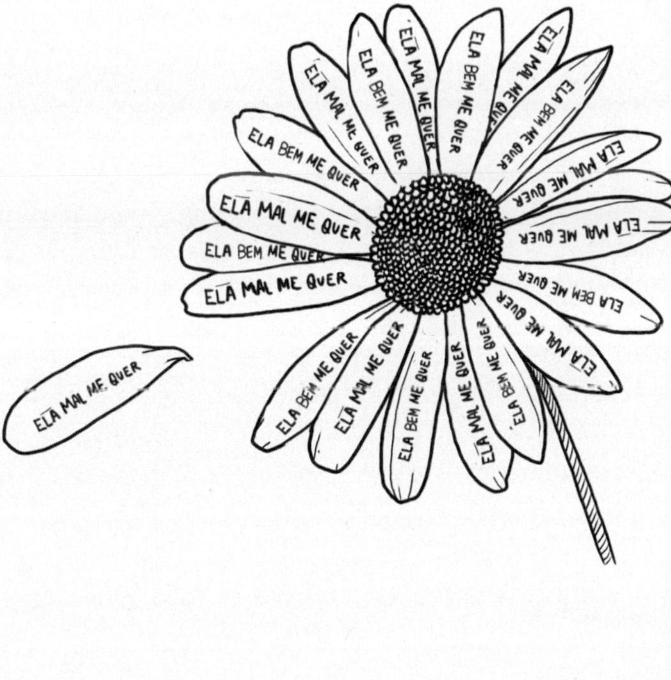

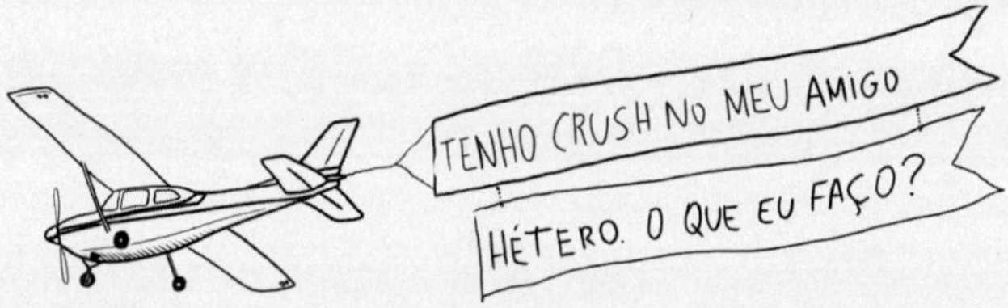

TENHO CRUSH NO MEU AMIGO HÉTERO. O QUE EU FAÇO?

Pode ser bem difícil ter *crush* em um(a) amigo(a). E, na verdade, isso pode acontecer independentemente da **orientação sexual** dele(a). Pode ser complicado saber como agir ao redor dele(a) ou como se sentir em relação a ele(a). E pode ser ainda mais difícil descobrir como essa pessoa se sente em relação a você. Sempre que isso acontecer, você tem algumas opções de como lidar com a situação. Você pode decidir dizer para a pessoa como se sente, ou pode decidir não compartilhar seus sentimentos. Mas é importante que saiba que ninguém pode mudar a própria **orientação sexual**. Portanto, se o(a) amigo(a) em questão expressa que não sente o mesmo por você, respeite seus sentimentos. Conversar com essa pessoa sobre como ambos podem se sentir confortáveis para continuar a amizade pode ajudar.

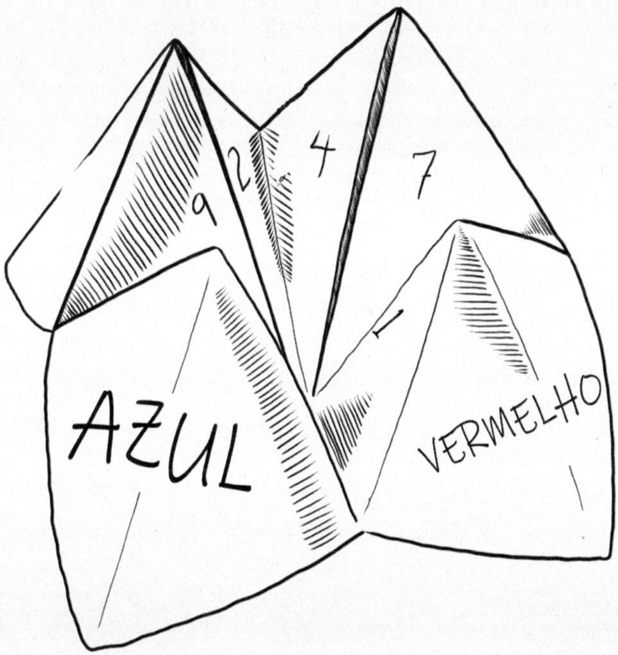

TEM COMO SER GAY SENDO QUE EU TENHO NAMORADA?

Por que não teria? Somente você pode decidir como (e se quer) identificar sua **orientação sexual**. Quem você namora, ou mesmo com quem você transa, não tem que determinar sua **orientação sexual**. Namorar qualquer pessoa de qualquer gênero não mudará sua orientação.

POR QUE OS PRONOMES SÃO TÃO IMPORTANTES?

Os pronomes usados para se referir a uma pessoa podem muitas vezes ajudar a comunicar o **gênero** dela para os outros. Algumas pessoas podem usar o pronome "ele", outras podem usar "ela", e outras podem usar algum tipo de pronome neutro*. Cada pessoa se conhece e somente ela pode dizer quais pronomes são adequados a ela. Ter o **gênero** confundido (ser tratado como um **gênero** não compatível com o qual você se identifica) pode muitas vezes ser doloroso. Para ser respeitoso com o **gênero** de uma pessoa e validar a identidade dela, é importante usar os pronomes que ela lhe pede para usar. Usar os pronomes corretos pode ajudar a todos a se sentirem seguros e respeitados — e não é tão difícil!

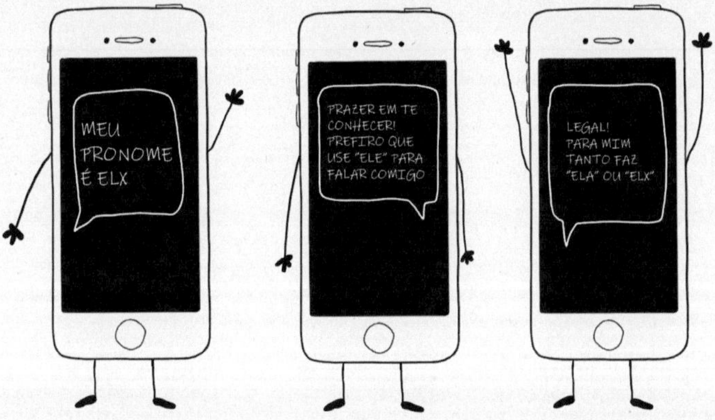
MEU PRONOME É ELX
PRAZER EM TE CONHECER! PREFIRO QUE USE "ELE" PARA FALAR COMIGO
LEGAL! PARA MIM TANTO FAZ "ELA" OU "ELX"

* No inglês, é possível usar os pronomes *they, them* e *their,* tanto na língua falada como na língua escrita, para se referir neutralmente às pessoas que não se identificam com os gêneros binários. No português brasileiro, algumas pessoas já adotam o uso de novas formas de pronomes neutros, como "elu". [N.E.]

COMO SABER SE ALGUÉM É GAY?

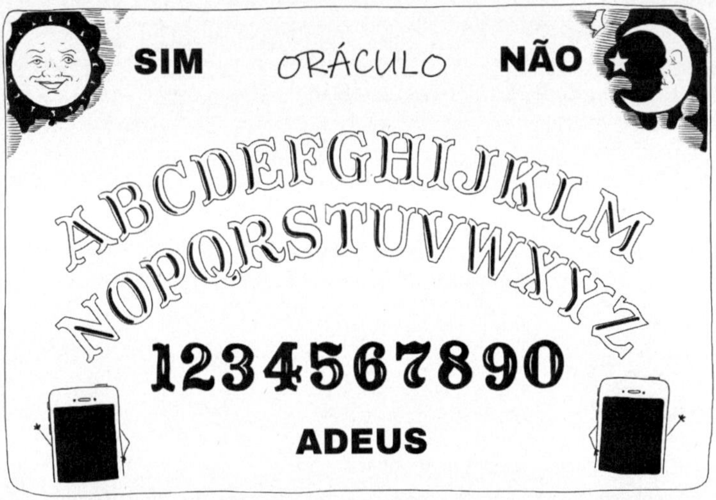

A única maneira de saber se alguém é **homossexual** é se a própria pessoa falar para você! Você não pode adivinhar a **orientação sexual** de alguém pela forma como essa pessoa se veste, age ou fala. Muitas pessoas tendem a fazer suposições, mas não se pode dizer por quem alguém se sente atraído(a) com base em qualquer uma dessas coisas. E nós precisamos mesmo saber? A **orientação sexual** de uma pessoa é da conta dela, e se ela tiver vontade de revelá-la, ela o fará.

Como posso saber se alguém é **trans**? Tal como com a **orientação sexual**, a única maneira de saber se alguém é **transgênero** é se a pessoa disser. Você não pode adivinhar o **gênero** de alguém pela forma como se veste, age ou fala.

NÃO ENTENDO POR QUE O SEXO É UMA COISA TÃO IMPORTANTE. NÃO SINTO VONTADE DE TRANSAR. TEM PROBLEMA NISSO?

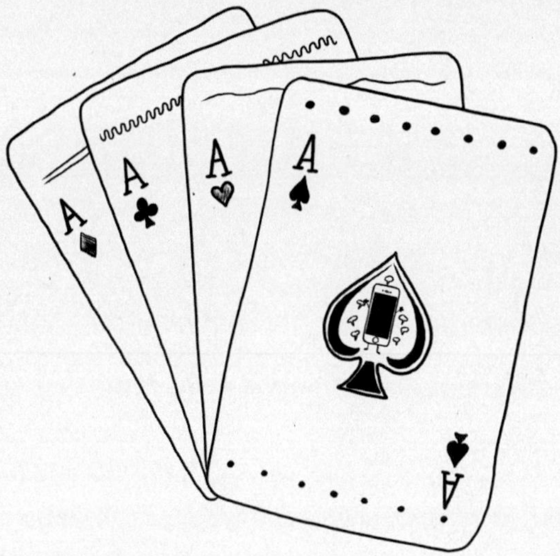

Claro que não! Todos têm um nível diferente de desejo sexual. Algumas pessoas têm muito, outras só sentem desejo depois de conhecer muito bem alguém e há quem não tenha nenhum desejo sexual. Tudo isso é certo, normal e saudável. Algumas pessoas querem uma relação romântica, mas não querem ter relações sexuais. Muitas vezes, as pessoas que não sentem sensações ou desejos sexuais se identificam como assexuais ou **Ace**.

EU SOU OBRIGADA A CONTAR PRA MINHA FAMÍLIA QUE SOU LÉSBICA?

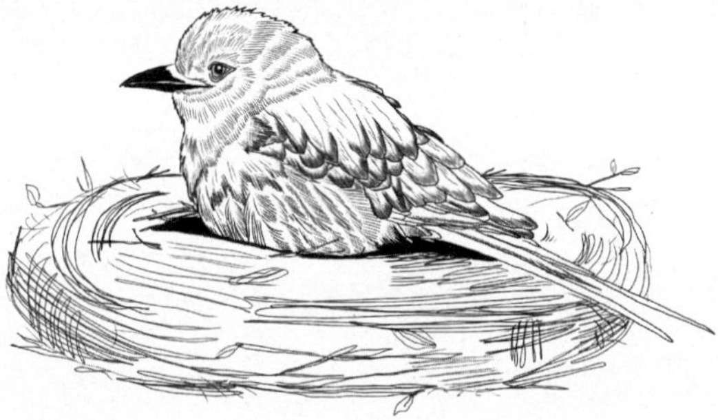

Não necessariamente! A decisão de contar ou não às pessoas sobre sua **orientação sexual** (**assumir-se**) é uma coisa que as pessoas **LGBTQ+** farão muitas vezes, não apenas uma. Por isso, é uma decisão que você provavelmente fará repetidas vezes ao longo da vida em muitas situações — algumas mais fáceis e outras que exigirão mais reflexão. As pessoas podem escolher contar para toda a família ou podem escolher uma ou duas pessoas para contar primeiro (como um primo favorito ou um irmão). Decidir contar ou não aos seus parentes pode depender da cultura, das crenças e do nível de apoio da sua família, bem como se você se sente seguro com ela. Esta é uma decisão pessoal e somente você pode decidir se, quando e como fazer.[19]

COMO POSSO APOIAR UM AMIGO GAY?

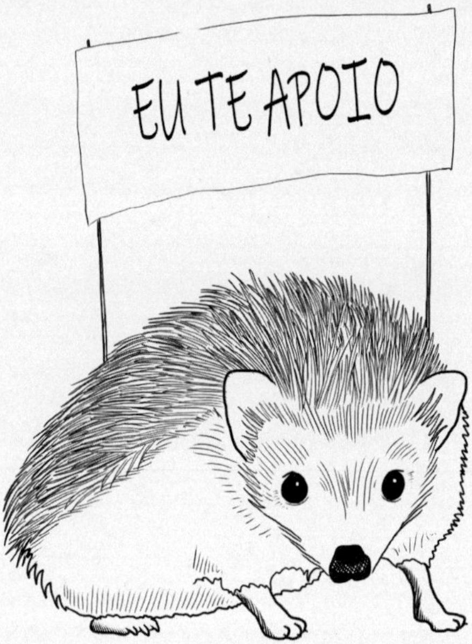

Como você apoiaria qualquer outro(a) amigo(a) em qualquer situação? Você escuta, tenta entender o que ele(a) está passando e deixa claro que se preocupa com ele(a). Todos merecem ser aceitos como são. E, olhe, talvez até ajude perguntar-lhes do que precisam! Pessoas diferentes precisam de coisas diferentes para se sentirem amadas e apoiadas. Não se esqueça de que também é de grande ajuda demonstrar apoio na frente de outras pessoas também. Às vezes, pessoas que sentem que precisam se defender o tempo todo podem precisar de um(a) amigo(a) que se manifeste e declare seu total apoio.

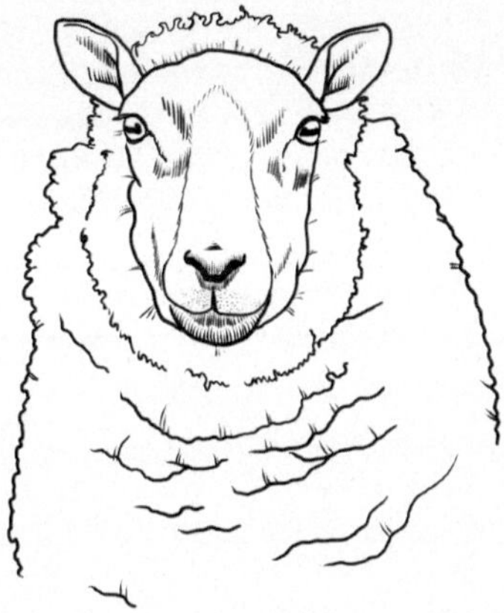

POR QUE ÀS VEZES AS PESSOAS USAM A LETRA "X" EM VEZ DE "O" E "A"?

Algumas pessoas sentem que é mais inclusivo porque usar a letra "X" no lugar das letras "O" ou "A" para se referir a alguém retira a identificação do **gênero** e, se a pessoa estiver falando de seu(sua) parceiro(a), usar a letra "X" também retira a identificação da **orientação sexual**[**]. Certifique-se sempre de deixar a outra pessoa definir o que melhor se adapta a ela.

** Em inglês, é possível utilizar a palavra neutra partner para substituir boyfriend/girlfriend (namorado/namorada) e husband/wife (marido/esposa). No entanto, em português, a palavra "parceiro" não oferece a mesma neutralidade. [N.E.]

QUAL A DIFERENÇA ENTRE HETERONORMATIVIDADE E HETEROSSEXISMO?

Estas são palavras que você pode nunca ter ouvido antes, mas pode tê-las sentido! A **heteronormatividade** assume que o padrão normal é ser **heterossexual** (atraído pelo **gênero** oposto). Isto pode ser visto em programas de TV, nos formulários que precisam ser preenchidos no dia a dia ou mesmo nas palavras que as pessoas escolhem usar (lembre-se: é perfeitamente normal e saudável se você não for **heterossexual**.) O **heterossexismo** é acreditar que os **heterossexuais** são melhores do que os outros ou que as outras orientações estão erradas ou valem menos. Ambos são preconceitos que podem fazer com que os indivíduos **LGBTQ+** se sintam ignorados, envergonhados e menos importantes.

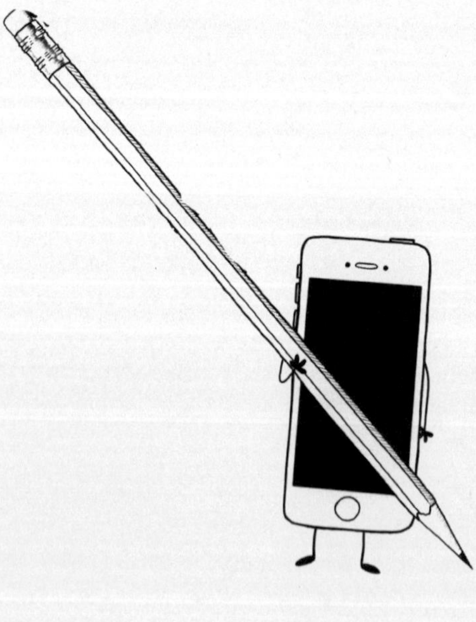

CAPÍTULO CINCO

"É POSSÍVEL PEGAR DOENÇA SENTANDO NA PRIVADA?"

E OUTRAS PERGUNTAS SOBRE INFECÇÕES SEXUALMENTE TRANSMISSÍVEIS

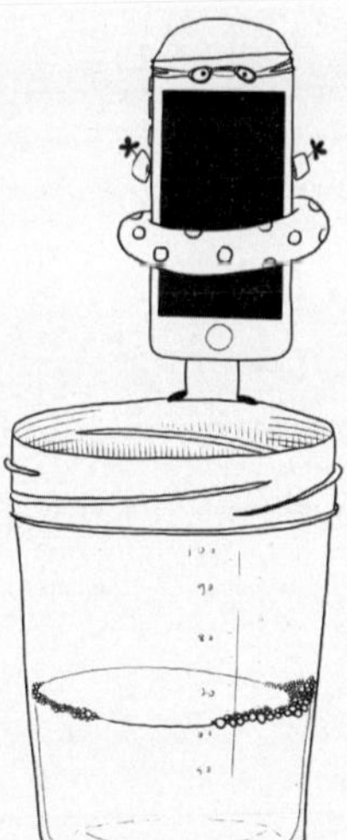

QUAL A DIFERENÇA ENTRE IST E DST?

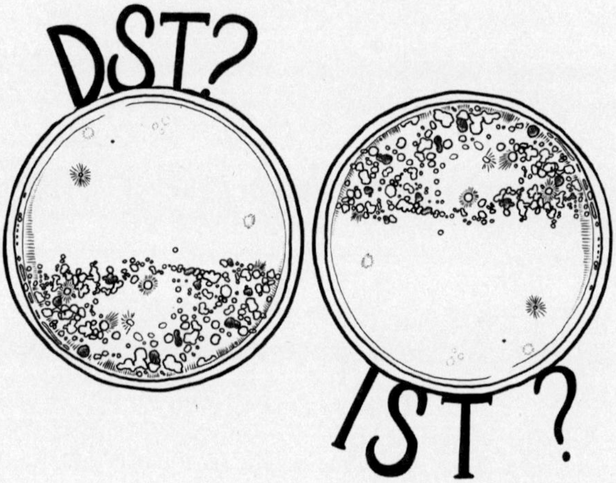

IST significa **infecção sexualmente transmissível**. DST significa **doença sexualmente transmissível**. Mesmo que sejam termos diferentes, eles popularmente se referem às mesmas coisas. Muitas clínicas de saúde e médicos começaram a usar a sigla **IST** em vez de **DST** porque as bactérias ou vírus que são transmitidos podem causar uma infecção, mas nem sempre esta infecção se desenvolve em *doença*; portanto, "infecção" descreve melhor.

EU SABERIA SE TIVESSE UMA IST, NÉ?

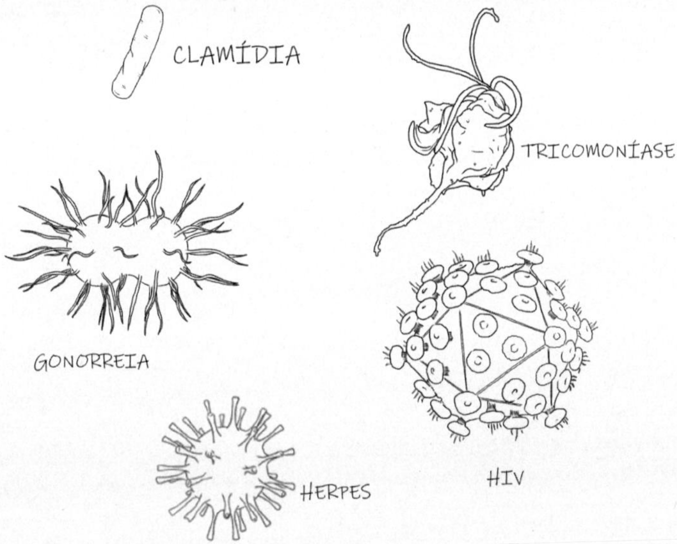

Na verdade, não, nem sempre. Alguns sintomas comuns das **ISTs** são corrimentos que saem do **pênis** ou da **vagina**, feridas/fissuras/bolhas no **pênis**, **vagina** ou ânus e dor ou desconforto durante o **sexo**. Se alguma dessas coisas está acontecendo, você deve visitar um **profissional da saúde**. Mas é importante lembrar que muitas **ISTs** não apresentam sintomas! A única maneira de saber ao certo se uma pessoa tem ou não uma **IST** é fazendo testes.

> Você precisa pedir um teste de **IST** quando vai a um **profissional da saúde**. Eles não dão um para você automaticamente.

FERIDA NA BOCA PODE SER HERPES?

Sim, feridas na boca podem ser **herpes**. É a **herpes** simples tipo 1 e é frequentemente encontrada por fora e por dentro da boca, até mesmo no nariz. É possível que a **herpes** da boca se espalhe para o **pênis**, **vagina** ou ânus durante o **sexo oral**. A pessoa pode tomar remédio em um episódio de **herpes** em que surjam feridas ou bolhas para que seja menos doloroso e desapareça mais rápido. Mas, mesmo tomando remédio, a **herpes** não é "curada". Isso significa que os sintomas podem ir e voltar, mas o vírus da **herpes** viverá no corpo para sempre. Se a pessoa tem feridas que podem ser vistas ou sentidas, é melhor não ter relações sexuais, porque é quando ela está mais propensa a transmiti-lo.

EU TENHO UM AMIGO QUE SE MASTURBA. TEM COMO ELE PEGAR UMA IST?

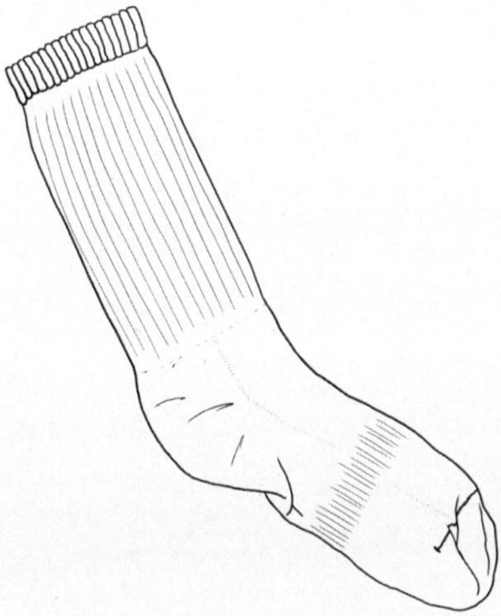

A **masturbação** se dá quando alguém toca as próprias partes sexuais usando as mãos, um brinquedo sexual ou outro objeto porque a sensação é boa. Masturbar-se é saudável e normal, e cabe a cada pessoa decidir se entende isso como certo ou não. Aqui está a boa notícia: uma pessoa não pode dar uma **IST** a si mesma. Se ela já tem uma **IST**, não vai se infectar novamente. Se não tem uma, não pode gerá-la por **masturbação**.

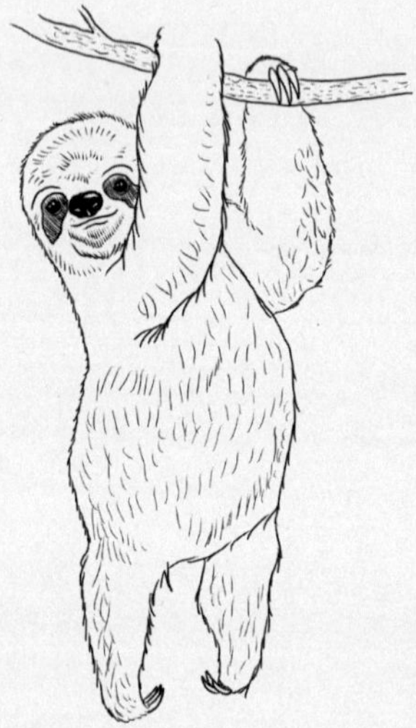

POR QUE O HIV NÃO É TRANSMITIDO ATRAVÉS DE ABRAÇO, APERTO DE MÃO OU BEIJO?

O **HIV** é uma **infecção sexualmente transmissível** (**IST**) viral. Isso significa que se você adquirir o **HIV**, você o terá para o resto da vida. Ele é mais comumente espalhado através de fluidos corporais específicos: sangue, **sêmen**, **líquido pré-ejaculatório**, fluidos retais, fluidos **vaginais** e leite materno. Já que a maioria dos abraços, apertos de mão e beijos não costumam compartilhar esses fluidos, o **HIV** não é transmitido durante estas atividades. Aliás: você também não pode contrair o **HIV** compartilhando alimentos, banheiros ou bebidas com uma pessoa portadora do vírus.

QUANTO TEMPO VIVE UMA PESSOA QUE CONTRAI HIV?

Assim como qualquer outra infecção, é importante obter tratamento para o **HIV**. Se o portador do vírus toma medicamentos para tratá-lo, poderá viver por muito tempo. Entretanto, se não receber tratamento, o vírus pode progredir para **AIDS**. A sigla significa síndrome de imunodeficiência adquirida em inglês (*Human Immunodeficiency Virus*) e se refere a uma doença que faz com que seja mais difícil para uma pessoa lutar contra outras infecções. O desenvolvimento da **AIDS** pode demorar desde alguns anos até vinte.

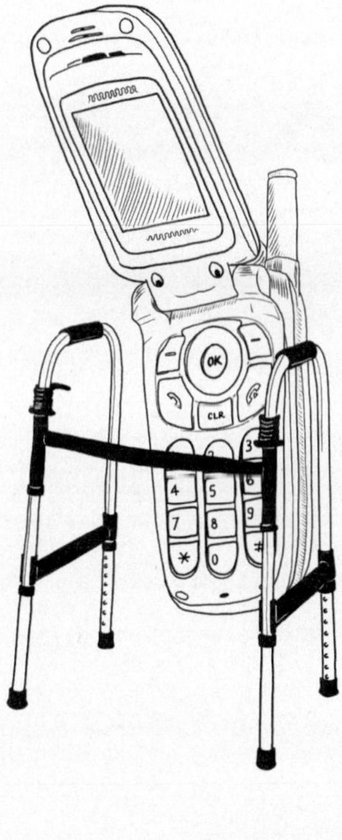

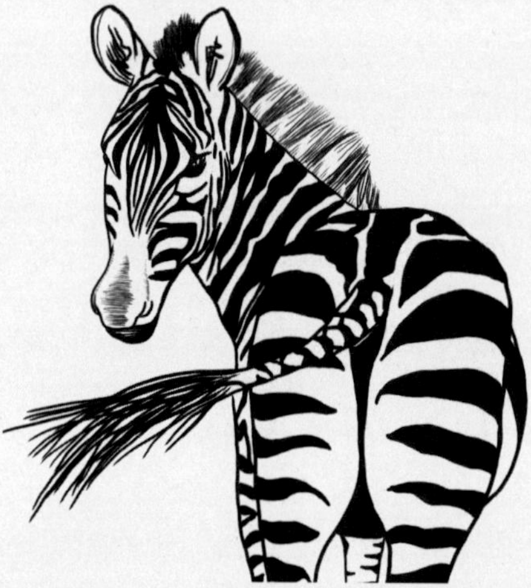

DÁ PRA PEGAR IST SEM NEM TRANSAR?

A maioria das pessoas contrai **ISTs** a partir do **sexo oral**, **anal** ou **vaginal** com alguém que já tem uma **IST**. Há algumas outras maneiras das pessoas contraírem uma **IST** sem terem relações sexuais; uma delas é através do contato pele a pele, que é como a **herpes** se espalha. As pessoas também podem contrair algumas **ISTs** por meio do compartilhamento de agulhas, através do leite materno ou durante o nascimento. Portanto, sim, é possível alguém que não tenha feito **sexo** ter uma **IST**.

A **IST** mais comum é o **HPV** (**papilomavírus humano**) que pode ser difundido através de contato sexual pele a pele. Estima-se que mais de 79 milhões dos norte-americanos tenham **HPV**. A maior parte dessas pessoas estão na **adolescência** e com vinte e poucos anos.[20]

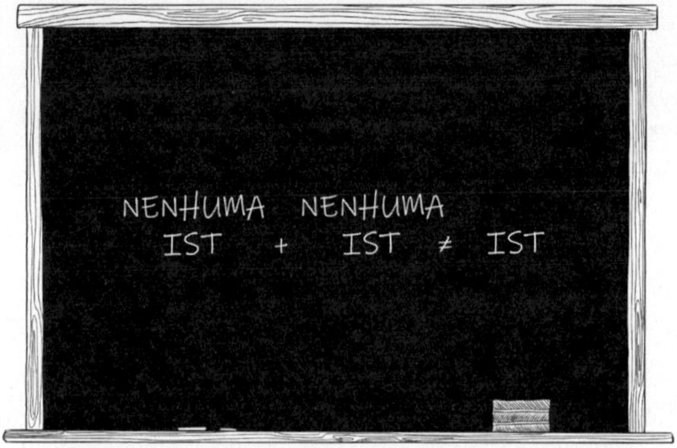

SE EU NÃO TENHO UMA IST E MEU PARCEIRO TAMBÉM NÃO, TEM COMO ALGUM DE NÓS PEGAR IST MESMO ASSIM?

Não. Se duas pessoas consentirem em ter relações sexuais uma com a outra e nenhuma tiver uma **IST**, elas não podem "criar" uma infecção enquanto transam. Uma das pessoas precisaria ter uma **IST** para conseguir passá-la a outra. Mas é possível que uma delas não saiba que tem e que transmita para a outra sem ter consciência disso. O uso de **preservativos** pode reduzir a chance de uma **IST**. (Ou então as duas pessoas podem marcar de fazerem os testes juntos!)

> Não é possível dizer se uma pessoa tem uma **IST** apenas olhando para ela. Os testes são a única maneira de saber se você tem uma ou não.

DÁ PRA PEGAR DOENÇA SENTANDO NA PRIVADA?

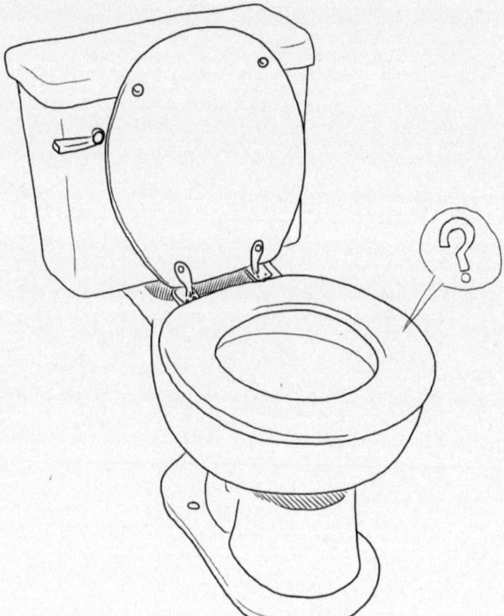

Se alguém com uma **IST** usar o assento do vaso sanitário, não é provável que deixe para trás fluidos onde a **IST** possa viver. Esses fluidos incluem fluidos **vaginais**, **sêmen**, **sangue**, **leite materno**, **líquido pré-ejaculatório** e **fluidos retais**. As **ISTs** não podem viver muito tempo em uma superfície sem eles. Porém aqui vai uma sugestão: se você vir tais fluidos em um assento de banheiro, passe para a cabine seguinte. Mas digamos que você não veja e se sente — você precisaria ter cortes em suas coxas ou nádegas que facilitassem a entrada de bactérias ou vírus em seu corpo para pegar uma **IST**. Então, fique tranquilo, porque não é provável.

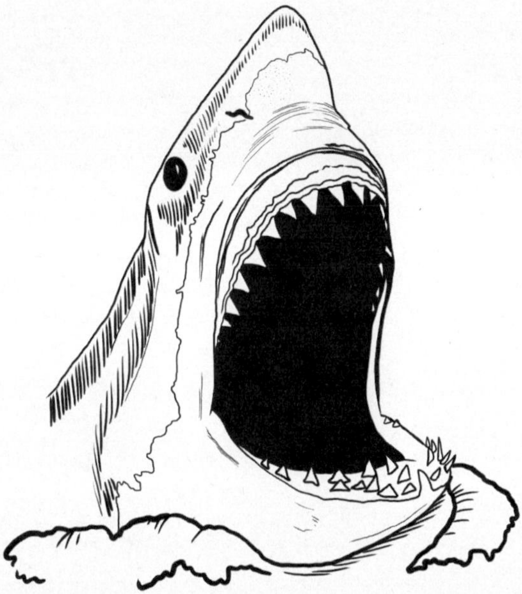

QUAL A IST MAIS PERIGOSA?

Qualquer **IST** que fique sem tratamento *é* a **IST** mais perigosa. Quanto mais cedo alguém for testado e receber tratamento, melhor será para sua saúde. Algumas **ISTs**, a longo prazo, podem causar **infertilidade** ou mesmo a morte se não forem tratadas, mas com tratamento adequado as pessoas podem viver vidas longas e saudáveis. Então, faça os exames!

QUAL FOI A PRIMEIRA IST QUE EXISTIU?

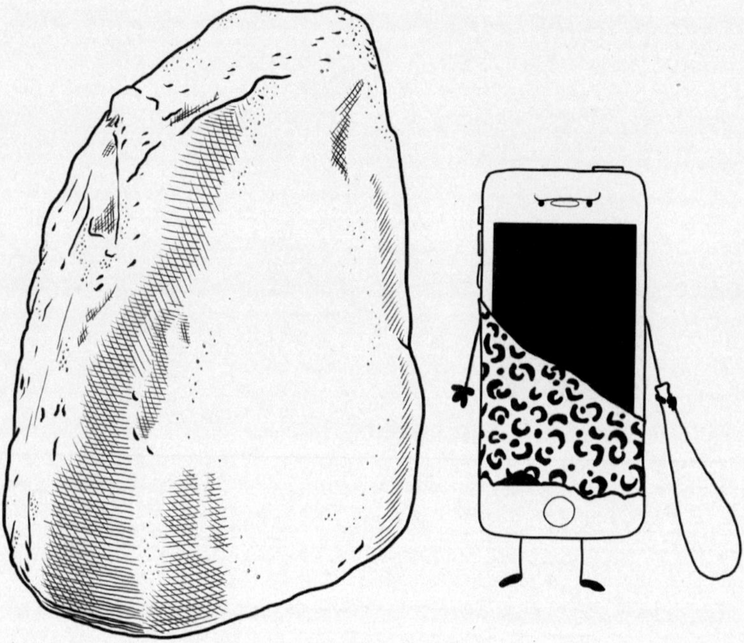

Assim como outras doenças, as **ISTs** têm feito parte da história. O uso de **preservativos** de pano foi documentado no antigo Egito para "proteger contra doenças".[21] Tal como muitas doenças, não sabemos exatamente quando as **ISTs** começaram, mas sabemos como evitar que sejam passadas de pessoa a pessoa e sabemos como diagnosticá-las. Não fazer **sexo** é a maneira mais eficaz de evitar a propagação. Usar **preservativos** internos ou externos pode ajudar a evitar a obtenção de uma **IST**. E é imprescindível fazer exames regularmente!

QUAL É A IST MAIS COMUM?

De acordo com os centros de controle de doenças, o **Papilomavírus Humano** (HPV) é a **IST** mais comum nos Estados Unidos. Mas a IST mais reportada aos centros de saúde é a **clamídia**. É importante que as pessoas, quando decidem ser sexualmente ativas, entendam como evitar contrair e transmitir **ISTs**. Muitos pensam "isso não vai acontecer comigo" quando o assunto é **ISTs**, mas não haveria 24 milhões de casos ativos de **HPV** nos Estados Unidos se isso fosse verdade.

UMA ITU É UMA IST?

ITU significa **infecção do trato urinário**. Uma **ITU** não é uma **IST**. Uma pessoa contrai uma **infecção do trato urinário** quando uma bactéria entra pela abertura da **uretra**. A pessoa pode sentir dor ao urinar, sentir a sensação de que precisa ir ao banheiro o tempo todo ou sentir que, mesmo quando faz xixi, a **bexiga** continua cheia. Se você acha que tem uma **ITU**, é importante se tratar com um médico. Se não for tratada, uma **ITU** pode levar a infecções mais graves.

> Sempre que transar é uma boa ideia fazer xixi depois. Isto ajuda a manter as bactérias fora da **uretra** e a prevenir as **ITUs**.

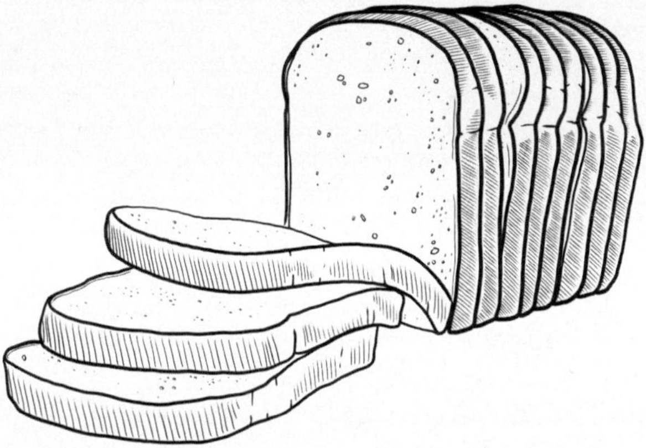

CANDIDÍASE É UMA IST?

Não! As **infecções por fungos** (também conhecidas como candidíase) são infecções que as pessoas podem ter sem fazer **sexo**. Elas são causadas porque as bactérias na **vagina** ficam fora de equilíbrio por alguma razão. **Infecções por fungos** podem derivar do uso de **antibióticos**, do não uso de roupas íntimas de tecido respirável ou de alguma outra coisa. No entanto, seus sintomas podem ser semelhantes aos de algumas **ISTs** (mudanças no aspecto do corrimento, coceira ou dor durante o **sexo vaginal**). Uma pessoa que tenha esses sintomas deve procurar um **profissional da saúde**. As **infecções por fungos** também podem ser passadas a um(a) parceiro(a) ou agravadas pelas relações sexuais, por isso é importante que a pessoa espere pelo menos sete dias após os sintomas desaparecem e/ou tiverem feito um tratamento antes de transar novamente.

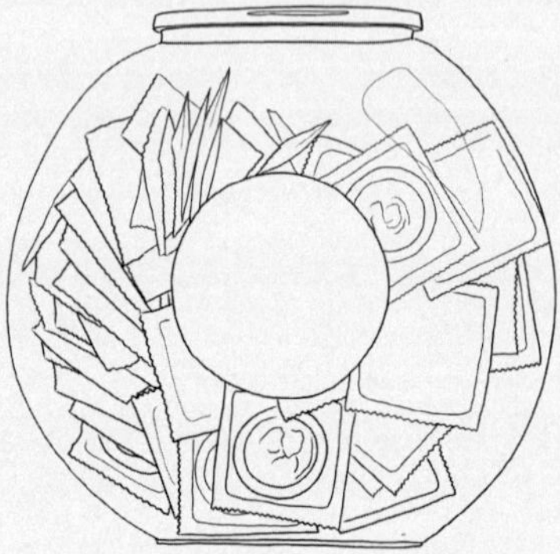

CAMISINHA PREVINE TODAS AS ISTS?

Usar **camisinha** para prevenir as **ISTs** é uma ótima ideia. **Camisinhas** externas (**preservativos** que revestem o **pênis**) e internas (**preservativos** inseridos na **vagina** ou no ânus) funcionam realmente bem e criam uma barreira para evitar que os fluidos se espalhem de um(a) parceiro(a) para outro(a). Porém, algumas coisas a considerar são: as **camisinhas** não são cem por cento eficazes e não cobrem toda pele na área **genital**, de modo que nem sempre impedem a transmissão de todas as **ISTs**. Mesmo que os **preservativos** não sejam cem por cento eficazes, eles ainda são a melhor forma de proteger os(as) parceiros(as) da propagação de **ISTs** durante o **sexo**.

Se a **camisinha** não for usada corretamente ou não for usada durante toda a atividade sexual, ainda há o risco de **gravidez** e/ou **ISTs**. Então, se as pessoas começam a transar e depois colocam um **preservativo** no meio do ato, podem não estar protegidas.

OUVI FALAR SOBRE ALGO CHAMADO DENTAL DAM NA INTERNET. PRA QUE SERVE?

Dental dam (barreira dental, em tradução livre) é um fino pedaço de material, tipicamente látex, que é utilizado em consultórios de dentistas para isolar o dente que está sendo tratado do resto da boca. Há pessoas que utilizam esta barreira durante o **sexo oral** na **vagina** ou no ânus para prevenir a disseminação de **ISTs**.

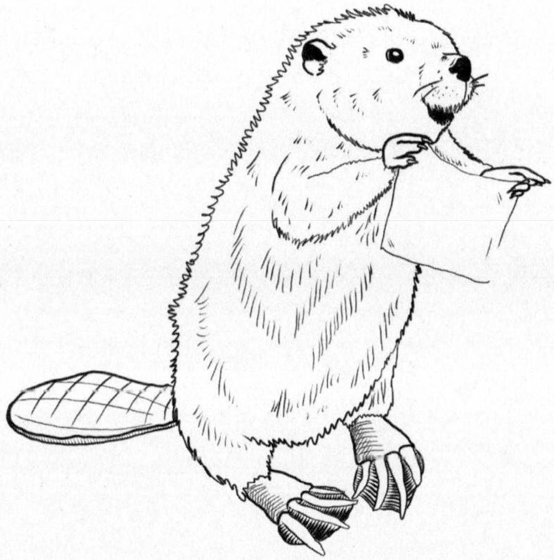

EXISTE CAMISINHA PARA MULHERES?

Sim! Há **preservativos** internos feitos para **vaginas**. O **preservativo** é chamado FC2. Ele é inserido na **vagina** e pode ajudar a prevenir tanto a **gravidez** quanto as **ISTs** (ver o capítulo sobre **contraceptivos** para saber detalhes da colocação de uma **camisinha**).

Fatos interessantes sobre preservativos internos:

- eles podem ser inseridos até seis horas antes
- eles são superlubrificados
- são feitos de nitrilo, por isso são ótimos para pessoas alérgicas ao látex
- o nitrilo aquece à temperatura corporal, por isso as pessoas consideram que esse tipo de preservativo proporciona uma sensação mais natural
- eles cobrem uma área maior da vulva, o que oferece proteção contra **ISTs** disseminadas através do contato pele a pele

HÁ ALGUMA FORMA DE SE PROTEGER DAS ISTS ANTES DE TRANSAR?

Com certeza! A pessoa pode tomar vacina para ajudar a prevenir as cepas mais comuns de **HPV** (**papilomavírus humano**). Há também uma pílula diária chamada **PrEP** (**profilaxia de pré-exposição**) que pode ser tomada para prevenir o **HIV**. Comunicar-se com o(a) parceiro(a) sobre que tipo de proteção usar e se vocês estão com os exames em dia pode ser uma boa forma de permanecer seguro(a)!

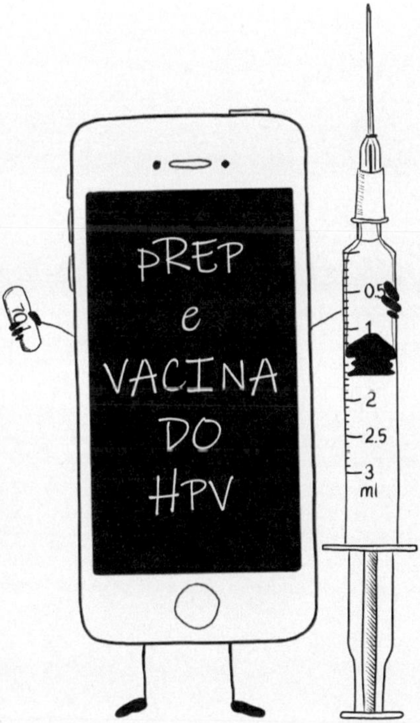

É POSSÍVEL SE CURAR DE UMA IST?

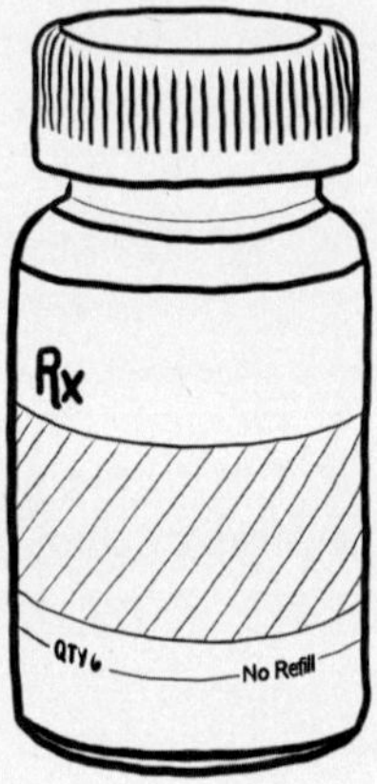

Algumas **ISTs** são curáveis e outras não. Se uma **IST** for bacteriana (como a **clamídia**), ela pode ser curada com **antibióticos**. Se for viral (como a **herpes**), não pode ser curada. Há uma variação de medicamentos e tratamentos que podem ajudar a pessoa a se manter saudável caso ela contraia alguma **IST** viral. A melhor maneira de saber se uma pessoa tem uma **IST** viral ou bacteriana é realizando um exame.

A **clamídia** é a **IST** mais comumente relatada, e é mais frequente nos jovens. Você pode se livrar dela com o tratamento adequado, mas precisa ser testado(a) para ter certeza de que precisa tratá-la.[22]

POSSO RASPAR MEUS PELOS PUBIANOS PRA ME LIVRAR DOS CHATOS?

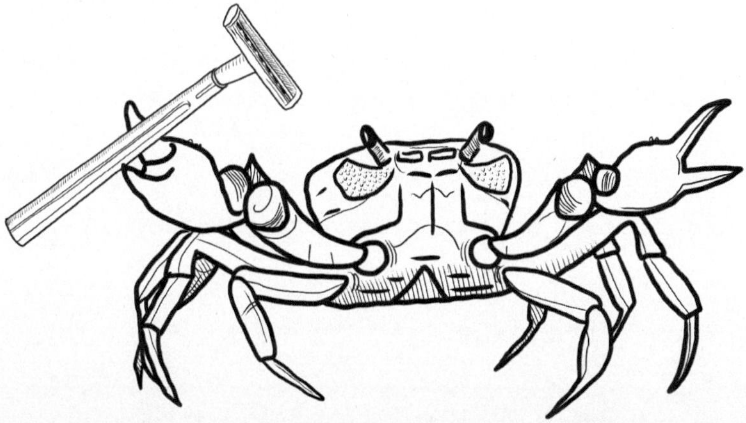

Os chatos são um tipo de parasita que se agarram aos **pelos pubianos**, põem ovos e se alimentam de sangue, mordendo a pele de seu hospedeiro (sob um microscópio é possível ver que eles têm a aparência de pequenos caranguejos). Os chatos podem ser disseminados através da atividade sexual. Raspar os **pelos pubianos** não necessariamente livrará alguém de todos os chatos e ovos. É importante usar xampus apropriados, indicados por um médico, nas áreas infectadas, para garantir que todos os chatos e ovos sejam removidos. Fale com um adulto de confiança ou com um **profissional da saúde** para obter ajuda.

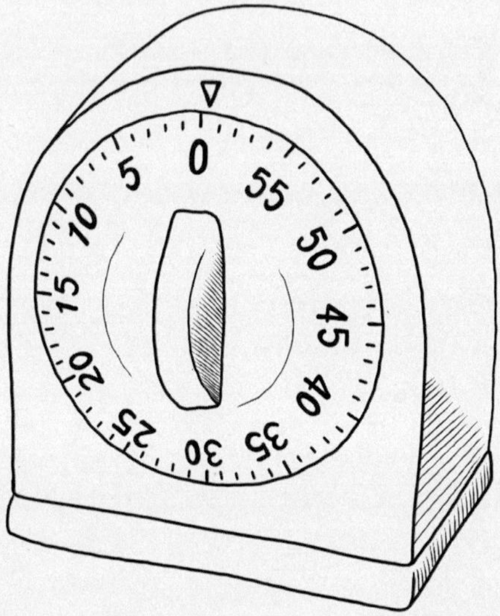

QUANTO TEMPO DEMORA PRA UMA PESSOA SABER QUE ESTÁ COM UMA IST?

Várias pessoas querem ser testadas no dia seguinte depois de transarem, mas isso não dirá o que você quer saber. A pessoa deve normalmente esperar entre duas ou três semanas após a relação sexual para ser testada e poder ter a certeza de que uma **IST** irá aparecer no teste.[23] Mas também não espere muito tempo, porque algumas pessoas não demonstram sintomas. Portanto, uma pessoa que está preocupada em descobrir se contraiu uma **IST** deve fazer os exames necessários, independentemente da presença de sintomas. Lembre-se: envolver-se em atividade sexual sem o uso de **preservativos** aumenta sua chance de contrair uma **IST**.

COLOCAR LIMÃO NO PÊNIS AJUDA A DESCOBRIR SE TENHO UMA IST?

Bem, não vamos fazer isso, está bem? Isso não só não deixará claro se a pessoa tem uma **IST**, como também, se o suco do limão entrar na **uretra**, vai *arder*. Aqui está a verdade: nada dirá melhor a uma pessoa se ela está com uma **IST** do que ir ao médico e fazer um teste. Então largue esse limão e marque uma consulta!

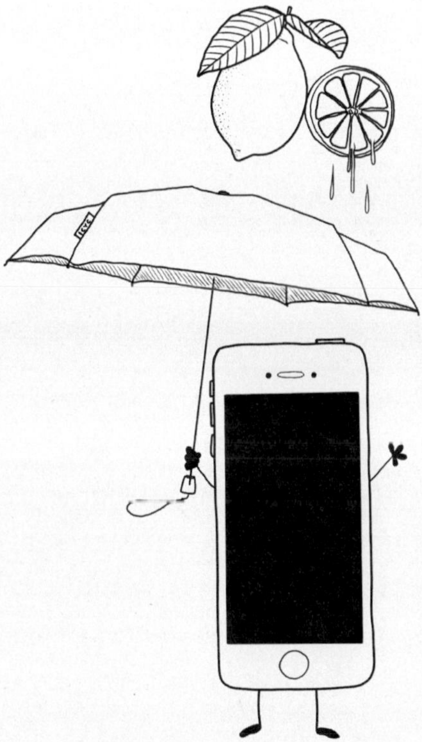

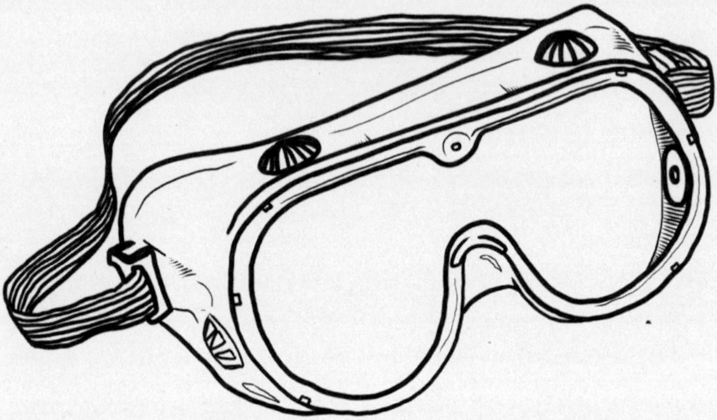

É RECOMENDÁVEL TRANSAR DE ÓCULOS PRA NÃO ENTRAR SÊMEN NO OLHO?

Bem, você pode usar óculos, se quiser. Mas, seria mais eficaz usar um **preservativo** no **pênis** ou no brinquedo sexual para evitar o compartilhamento de fluidos. É possível obter uma **IST** através dos olhos e outros lugares quando os fluidos estão presentes no **sexo oral**, **anal** ou **vaginal**.

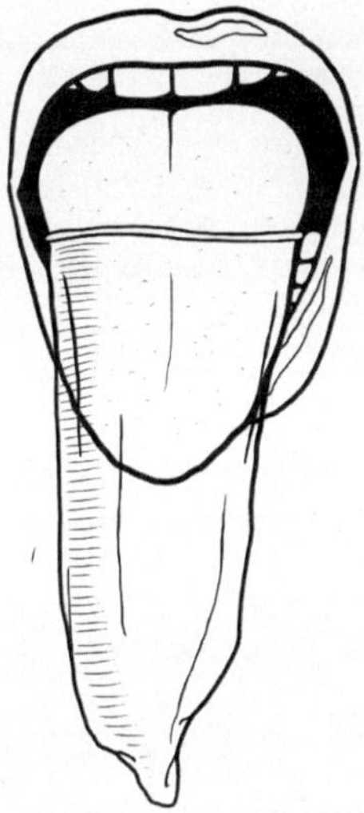

EXISTE CAMISINHA PRA LÍNGUA?

Seria interessante, mas, não. Haveria um risco muito grande de asfixia. Não há **preservativos** projetados para serem usados na língua, mas existem **preservativos** internos (para **sexo oral** na **vagina** ou ânus) e **preservativos** externos (para **sexo oral** no **pênis**) que podem ser usados para se proteger e proteger os(as) parceiros(as). Se você estiver usando uma **camisinha** no **pênis** durante a prática do **sexo oral**, pode ser uma boa ideia usar uma sem espermicida. O espermicida é um produto químico e não tem gosto bom. Em vez disso, pode ser legal experimentar **preservativos** aromatizados. **Preservativos** com sabor são especificamente projetados para **sexo oral** no **pênis** e podem ser encontrados em drogarias ou centros de saúde.

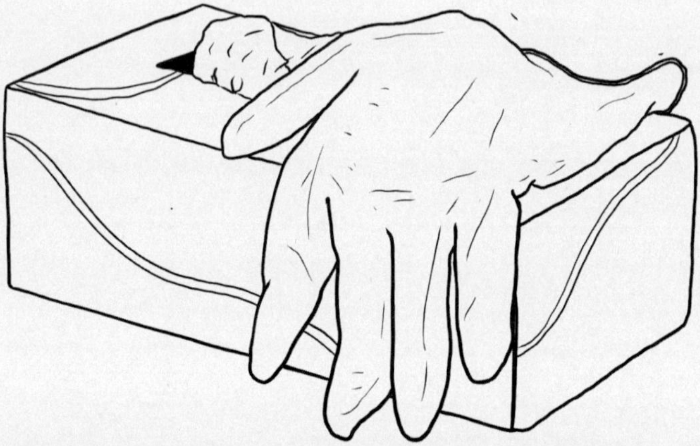

DÁ PRA PEGAR IST PELA MÃO OU ALGO ASSIM?

Seria ótimo se a resposta fosse não. Contudo, é possível. **ISTs** como **herpes**, **sífilis** e **HPV** podem ser transmitidas (compartilhadas) através do contato pele a pele em uma área infectada. Porém, embora seja possível obter infecções em outras partes do corpo, as **genitais** e a boca são as partes mais comumente infectadas. Essas infecções não levam a qualificação "sexualmente transmissíveis" à toa!

Outras maneiras pelas quais as **ISTs** podem ser transmitidas é através do sangue, **sêmen**, **líquido pré-ejaculatório**, fluidos vaginais e anais e leite materno.

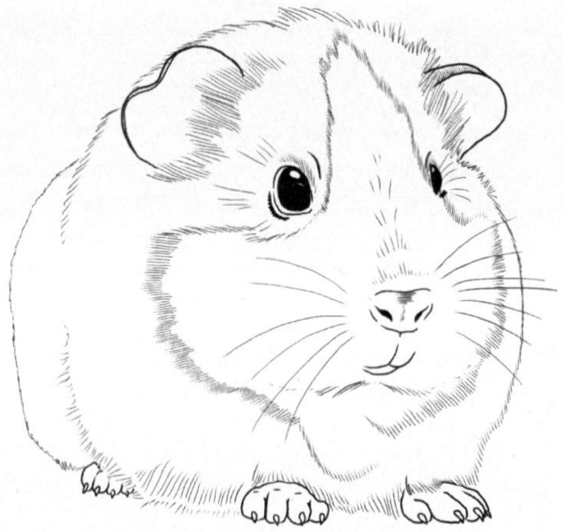

O HPV SÃO VERRUGAS OU É CÂNCER?

HPV pode ser os dois... ou mais! O **HPV** é uma **IST** única porque tem muitas cepas diferentes (mais de quarenta). Isto significa que há muitos tipos diferentes de **HPV**. Alguns tipos podem causar **verrugas genitais**, que são protuberâncias em formato de couve-flor que aparecem nas **genitais**. Outros tipos não causam protuberâncias, mas podem levar a diferentes tipos de câncer se não forem tratados. Entretanto, a maioria dos tipos de **HPV** não tem presença perceptível e muitas vezes os sintomas vão embora por conta própria. Se uma pessoa testou positivo para **HPV**, é importante que fale com seu médico sobre os próximos cuidados em relação ao tipo de **HPV** que tem.

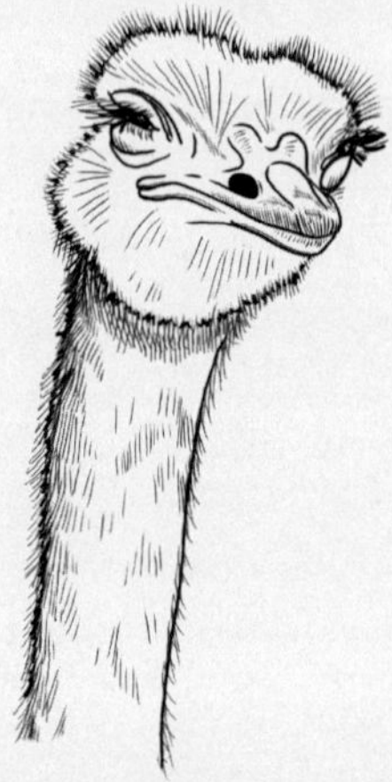

COMO SABER SE MEU PARCEIRO TEM UMA IST?

Não é possível dizer se uma pessoa tem uma **IST** pelo seu aspecto, então a única maneira de saber é falando sobre isso! Conversar com seu(sua) parceiro(a) sobre **ISTs**, fazer exames e se proteger é importante antes de decidir transar. Se vocês ainda estiverem preocupados(as) com **ISTs** em potencial, façam exames juntos(as). Se a pessoa não quiser ser examinada, você precisa decidir se ela é mesmo alguém com quem você quer ter uma relação sexual. Fazer os exames é super fácil e, quando o assunto é estar seguro, é importante lembrar que você só tem um corpo — então, proteja-o.

COM QUE FREQUÊNCIA DEVO FAZER EXAMES?

A frequência com que uma pessoa deve ser testada para **ISTs** depende de sua vida sexual. É importante fazer exames a cada novo(a) parceiro(a) ou pelo menos uma vez por ano. Mesmo que alguém tenha um(a) parceiro(a) de longo prazo, é importante ser examinado(a) pelo menos uma vez por ano. Se a pessoa tiver múltiplos(as) parceiros(as), fazer os exames com mais frequência — algo como a cada três ou seis meses — pode ajudá-la e ajudar os(as) parceiros(as) a se manterem informados sobre sua saúde.

Durante os check-ups anuais, nem todos os médicos automaticamente passam exames de **ISTs**. Para ter certeza de que você está fazendo os exames de que precisa, fale com seu médico sobre o diagnóstico de **ISTs**.

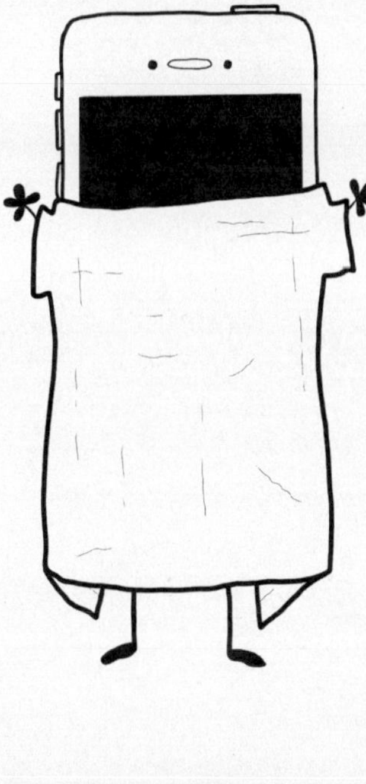

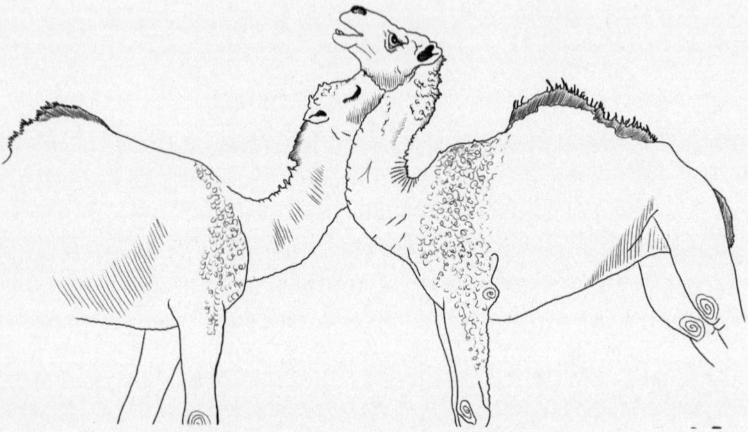

SE EU TIVE E TRATEI UMA IST, QUANTO TEMPO DEPOIS POSSO TRANSAR?

Quando alguém tem um resultado positivo para uma **IST**, é necessário esperar pelo menos sete dias após o término de qualquer medicação prescrita e aguardar até que seus sintomas desapareçam antes de transar novamente. Lembre-se: algumas **ISTs** são curadas com medicamentos, enquanto outras não são. Se a pessoa tiver uma **IST** viral (que não pode ser curada), o uso da **camisinha** interna ou externa é necessário para reduzir a chance de transmiti-la a seu(sua) parceiro(a). Se você tiver tido uma **IST** há pouco tempo, é importante informar a qualquer novo(a) parceiro(a).

ONDE POSSO FAZER EXAMES?

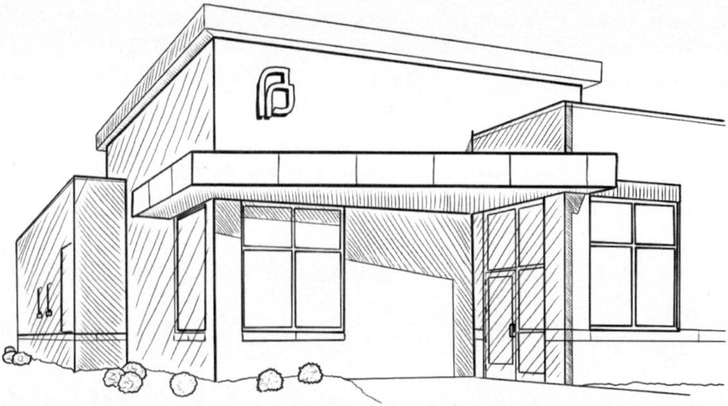

Há vários lugares onde uma pessoa pode fazer os exames. Hospitais, clínicas e postos de saúde são os locais mais comuns aonde as pessoas costumam ir para fazer exames de **IST**.

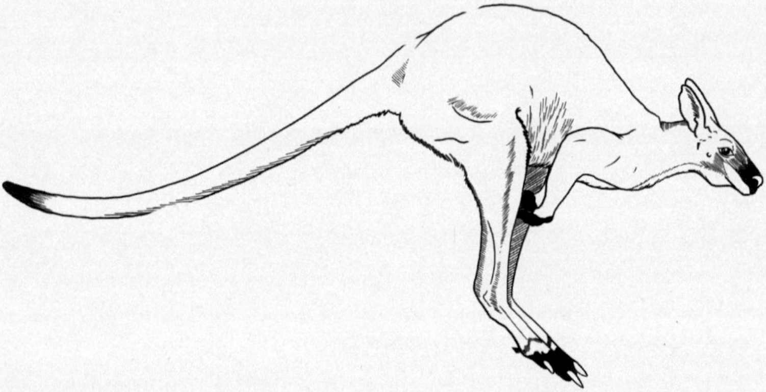

EXISTE ALGUMA IST QUE NÃO PRECISA DE TRATAMENTO? TIPO, VAI EMBORA SOZINHA?

Contrair uma **IST** não é como pegar um resfriado, que é resolvido com um pouco de descanso e sopa da mãe. Quase nenhuma **IST** vai embora por conta própria, mesmo que seus sintomas pareçam ter ido. Se você tem uma **IST**, é importante ir a um médico para ser tratado. (Depois disso, você pode tomar sopa se quiser. Eu entendo, traz conforto.) Se as **ISTs** ficarem sem tratamento, é possível que possam levar a problemas de saúde mais graves.

Certos tipos de **HPV** podem ir embora por conta própria. No entanto, alguns outros podem causar câncer, por isso, é importante fazer os exames e se tratar!

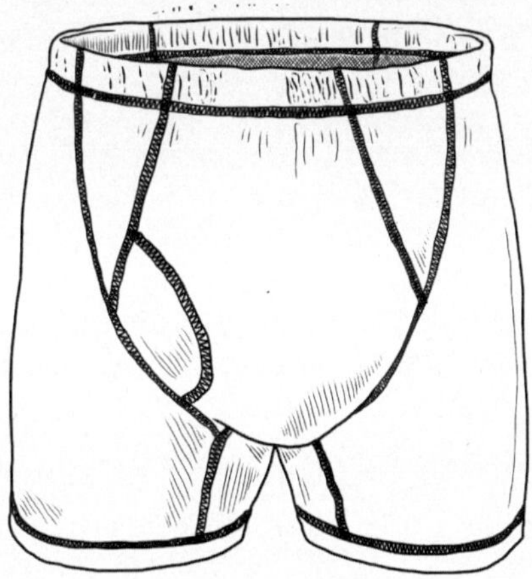

SE EU ACHAR UMA FERIDA LÁ EMBAIXO, ISSO SIGNIFICA QUE EU TENHO UMA IST?

Nem sempre! Pode ser alarmante olhar para baixo e ver uma protuberância ou erupção cutânea nas **genitais**, mas a verdade é que uma ferida dessas pode vir de muitas coisas diferentes. Sim, se você tiver feito **sexo oral**, **anal** ou **vaginal** desprotegido, pode ser um sintoma de **IST**, mas também poderia ser algo como um pelo encravado, reação alérgica ou mesmo uma espinha. A única maneira de saber com certeza é fazendo exames!

Lembre se: algumas **ISTs** como **herpes** e **HPV** podem ser transmitidas apenas pelo contato pele a pele..

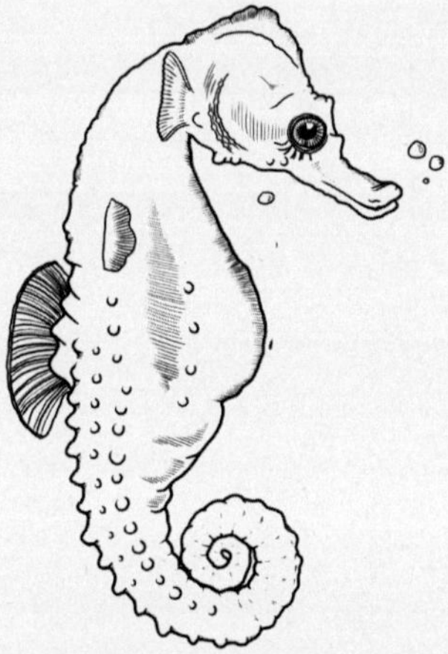

COMO EU FAÇO PRA CONTAR AO MEU PARCEIRO QUE TENHO UMA IST?

Embora possa ser desconfortável ou assustador, é realmente uma conversa importante de se ter. Antes de ter relações sexuais, todas as pessoas merecem saber as informações de que possam precisar para tomar uma decisão sobre o que é melhor para elas. Isso inclui informar o(a) parceiro(a) de que há chance de ele(a) contrair uma **IST**. Quando vocês tiverem essa conversa, pode ser uma ajuda deixar claro que você se preocupa com ele(a) e com a saúde dele(a). Você precisa informá-lo(a) sobre o que você tem, como essa **IST** se dissemina e o que os dois podem fazer para permanecerem seguros. Ter uma **IST** não impedirá necessariamente que você tenha relações sexuais — apenas certifique-se de proteger a si e a seu(sua) parceiro(a) com os **preservativos** adequados (coisa que você deve fazer sempre, de qualquer forma).

COMO DIZER A UMA PESSOA QUE POSSO TER TRANSMITIDO UMA IST A ELA?

Pode ser tão simples quanto um telefonema ou uma mensagem de texto. Informe à pessoa em questão que você fez um exame, que o resultado foi positivo e que recomenda que ela faça também. Se escolher falar pessoalmente, encontrar um lugar privado pode ajudar. De qualquer forma, pensar antecipadamente no que você quer dizer pode ajudar. Isso tudo pode parecer difícil, mas é importante ser honesto para que as pessoas possam obter os testes e/ou tratamento que precisam.

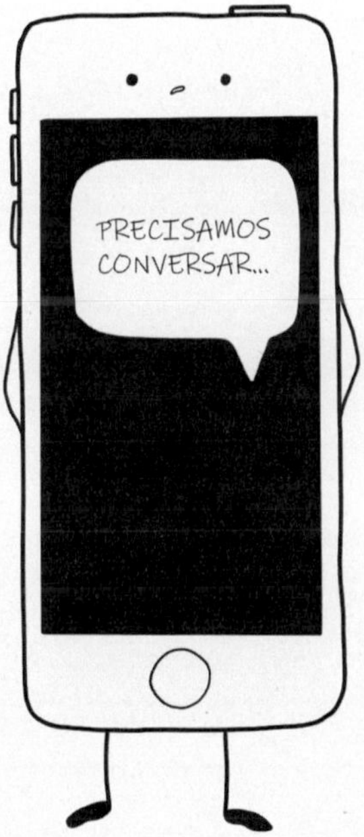

CAPÍTULO SEIS

"OS BEBÊS PODEM SAIR PELO ÂNUS?"

E OUTRAS PERGUNTAS SOBRE GRAVIDEZ

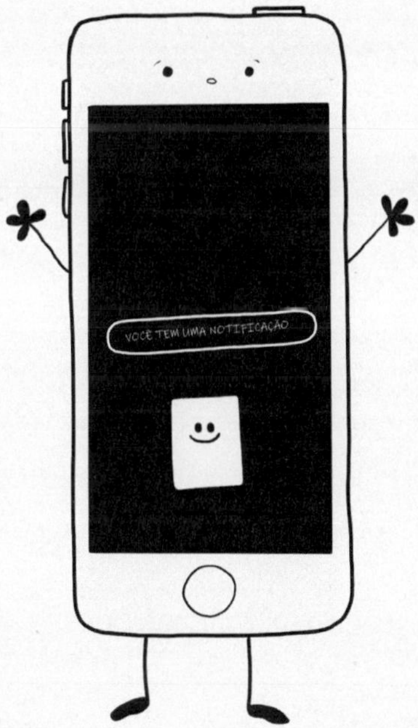

VOCÊ PRECISA FAZER AQUELA COISA PRA ENGRAVIDAR OU TEM COMO ENGRAVIDAR SÓ DE SAIR COM MENINOS?

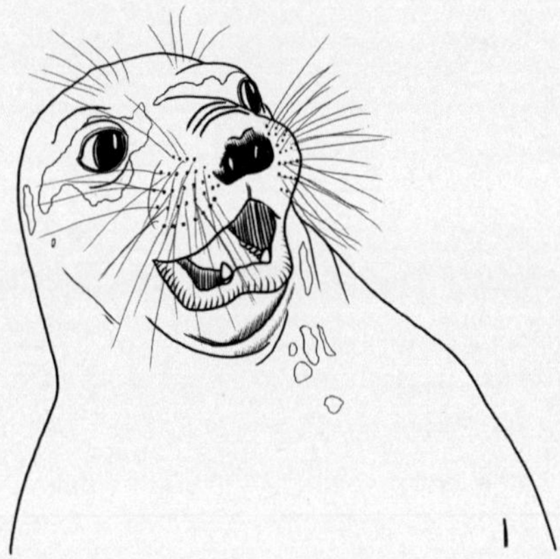

Uma **gravidez** só acontece quando o **esperma** entra na **vagina** e os **espermatozoides** nadam até encontrar um **óvulo** no **útero**. Isso geralmente acontece por meio de — isso mesmo — S-E-X-O. Ainda mais especificamente, através do **sexo vaginal**, quando o **sêmen** (que contém **espermatozoides**) entra na **vagina**. Às vezes as pessoas também podem engravidar sem fazer **sexo**, com a assistência de um médico. Mas ninguém pode engravidar apenas saindo com uma pessoa. Dá para imaginar quantas pessoas estariam grávidas caso fosse possível engravidar só pela proximidade física?

COM QUANTOS ANOS VOCÊ PODE ENGRAVIDAR?

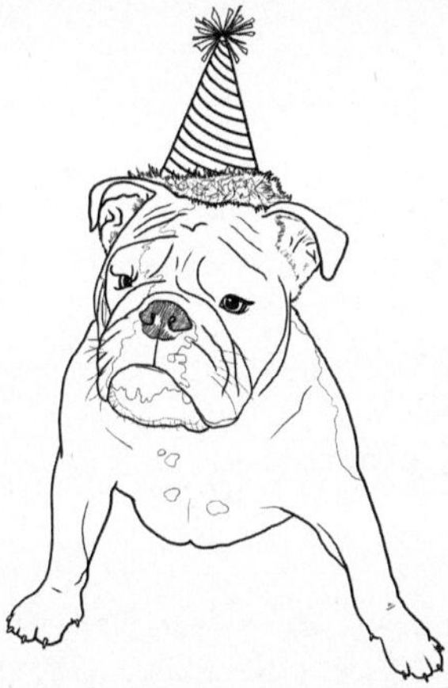

Uma pessoa com **vagina** tem capacidade de engravidar a partir do momento em que começa a ovular, ou a liberar **óvulos**. Isso acontece quando essa pessoa começa a passar pela **puberdade**, pouco antes de ter sua primeira **menstruação**. Da mesma forma, uma pessoa com **pênis** pode provocar uma **gravidez** assim que começa a produzir **esperma**, o que acontece durante a **puberdade**. Uma pessoa com **vagina** pode ficar grávida a qualquer momento entre a **puberdade** (quando começa a liberar **óvulos**) e a **menopausa** (quando para de liberá-los). É importante lembrar que às vezes nossos corpos podem estar prontos para a **gravidez** antes de nós estarmos, então, se você está planejando ter uma relação **pênis**-na-**vagina**, é sempre uma boa ideia conversar com seu(sua) parceiro(a) sobre opções de métodos **contraceptivos**.

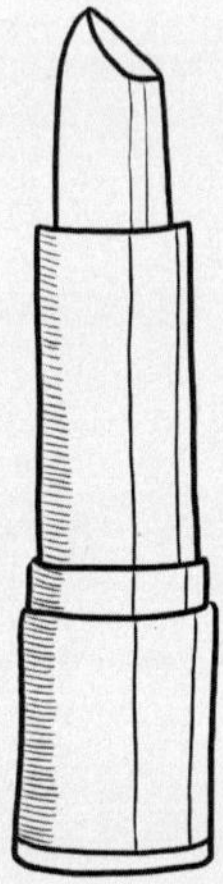

DÁ PRA ENGRAVIDAR POR SEXO ORAL?

Não! Uma **gravidez** não pode acontecer por **sexo oral**. Como mencionado anteriormente, a **gravidez** acontece quando o esperma entra na **vagina**. Os **espermatozoides** não podem chegar à **vagina** através da boca (mesmo que esse **esperma** desça pela garganta da pessoa com **vagina**). Mas é importante lembrar que as pessoas podem obter **ISTs** via **sexo oral**. Usar uma **camisinha** pode ajudar a reduzir o risco de **ISTs**.

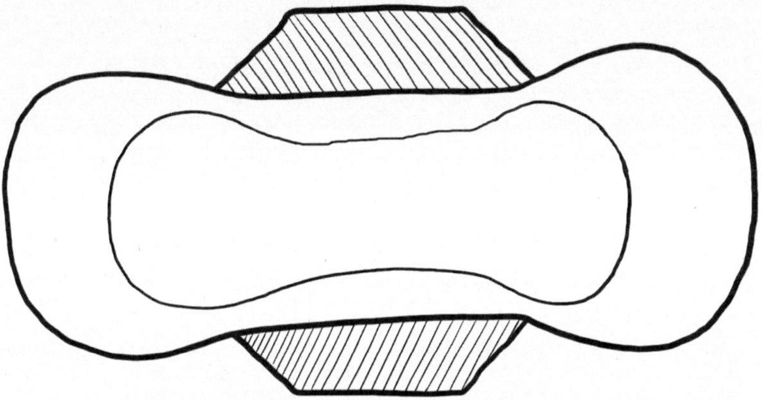

DÁ PRA ENGRAVIDAR ESTANDO MENSTRUADA?

A maioria das pessoas acredita que isso não é possível, mas, adivinhe só, é sim! Surpresa! O **esperma** pode viver no **útero** entre três a cinco dias, o que significa que, se ele estiver presente quando um **óvulo** é liberado, ele pode fertilizá-lo! Da mesma forma, uma pessoa com **vagina** também pode liberar sangue mesmo quando não está menstruada. Algumas pessoas com **vagina** têm **escapes** entre as menstruações. Se uma pessoa com **vagina** está sangrando, por qualquer que seja o motivo, isso não significa que não possa engravidar se fizer **sexo pênis**-na-**vagina**.

É VERDADE QUE DÁ PRA ENGRAVIDAR MESMO SE O CARA TIRAR ANTES DE EJACULAR?

Sim, isso realmente acontece! Quando o **pênis** tem uma **ereção**, ele libera **líquido pré-ejaculatório** para lubrificar a **uretra** dentro do órgão. A pessoa não pode controlar quando esse fluido é liberado. O **líquido pré-ejaculatório** pode carregar o **esperma** que ficou na **uretra** por causa de uma **ejaculação** anterior. Sempre que há **esperma**, há o potencial para uma **gravidez**, caso ele entre na **vagina**. Por causa disso, a **gravidez** pode ocorrer mesmo que o **pênis** seja retirado antes da **ejaculação**.

O **líquido pré-ejaculatório** também pode conter **ISTs**. Se você quiser evitar **gravidez** e infecções enquanto transa, use **camisinha**.

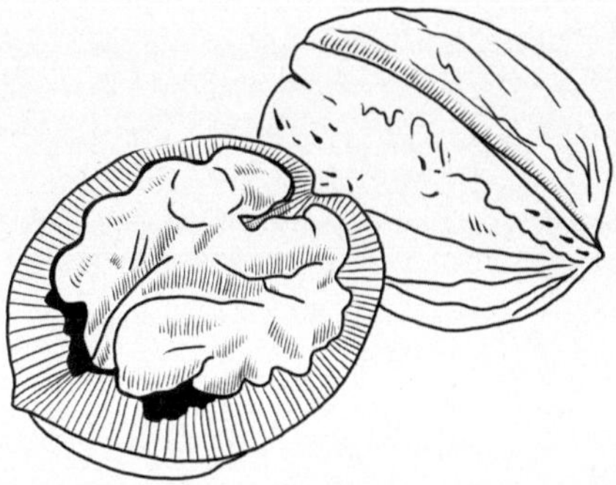

TEM COMO UMA PESSOA ENGRAVIDAR MESMO SE SÓ TIVER UM OVÁRIO OU UM TESTÍCULO?

Acredite! É possível engravidar ou causar uma **gravidez** mesmo que se tenha apenas um **ovário** ou um **testículo** (bola). Cada **ovário** tem **óvulos** e cada **testículo** produz **esperma**, portanto, mesmo que uma pessoa tenha apenas um, ela ainda pode liberar **óvulos** ou **espermatozoides**, conforme o caso.

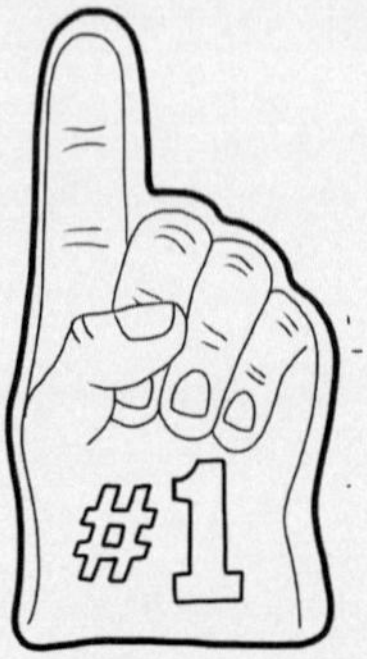

TEM COMO ENGRAVIDAR NA PRIMEIRA VEZ QUE EU TRANSAR?

Sim, você pode engravidar na primeira vez que fizer **sexo**. Os **espermatozoides** e os **óvulos** não se importam se é a primeira vez ou a 50ª vez que uma pessoa transa (na verdade, eles nem sequer sabem qual número é). Sempre que o **esperma** entra em uma **vagina**, uma **gravidez** pode acontecer. Se alguém quiser ter relações sexuais e reduzir as chances de **gravidez**, deve usar **camisinha** e/ou **contraceptivos** para reduzir os riscos.

COMO POSSO SABER SE ESTOU GRÁVIDA?

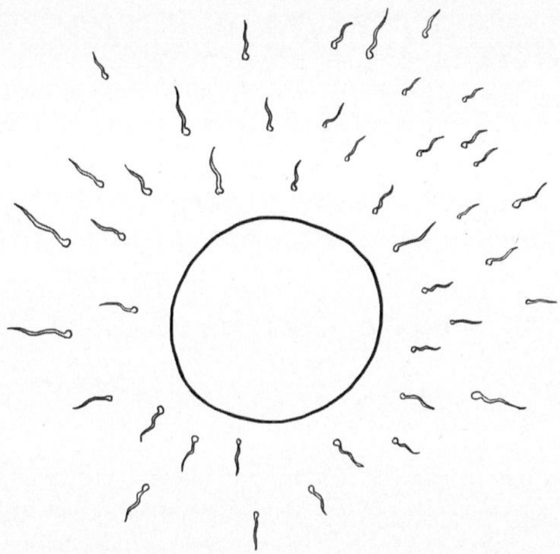

Bom, você saberá definitivamente se tiver um bebê. No entanto, é melhor descobrir antes disso, e a melhor maneira é fazer um teste de **gravidez**. Entretanto, você não pode fazer um teste logo após o **sexo**. Os testes funcionam após duas semanas da relação ou uma semana após uma **menstruação** atrasar. Alguns dos sinais mais comuns de **gravidez** são atraso na **menstruação**, **seios** inchados ou duros e náusea, mas fazer um teste é a única maneira de saber com certeza.[24]

COMO FAZER XIXI NUM PALITO PODE DIZER SE HÁ UMA GRAVIDEZ OU NÃO?

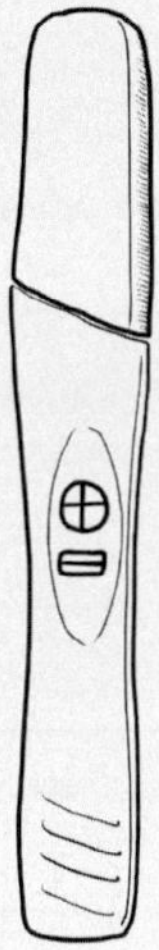

Não é um palito qualquer. É uma ferramenta especial que mede os **hormônios** que só estão presentes no xixi (ou urina) quando a pessoa está grávida. O **hormônio** é chamado de hCG. Se ele estiver presente no corpo, o teste mostrará um resultado positivo. Se uma pessoa compra um teste de **gravidez** na farmácia, ela precisa ler as instruções para ter certeza de que está usando o teste corretamente, já que cada teste é diferente. A pessoa também pode ir a um médico ou clínica para obter um teste de **gravidez**.

SE EU ENGRAVIDAR, COMO DESCOBRIR A MELHOR OPÇÃO PARA MIM?

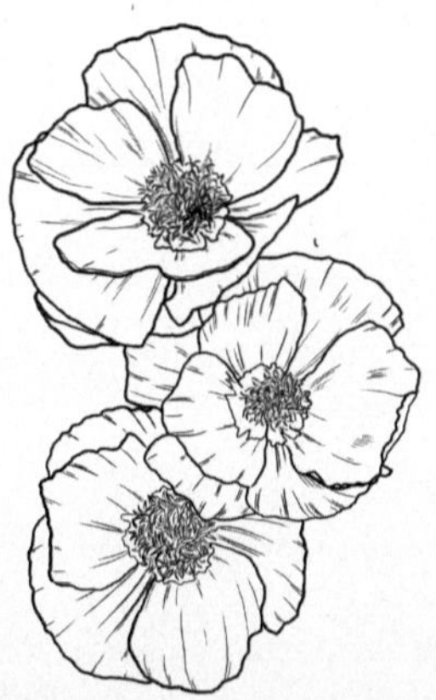

Quando a pessoa descobre que está grávida, ela tem algumas opções. Primeiro, ela pode dar continuidade à gravidez e escolher a maternidade/paternidade. Segundo, pode continuar a gravidez e escolher dar o bebê para adoção. Nos EUA, em alguns estados, é permitido o aborto, e, portanto, existe a opção de interromper a gravidez. No Brasil, o aborto só é permitido em caso de risco de vida da gestante, quando a gravidez é resultado de estupro ou quando o feto é diagnosticado com anencefalia. Para algumas pessoas isso é uma decisão fácil, e, para outras, pode ser uma decisão difícil. É importante conhecer todas as suas opções, falar com as pessoas que são importantes para você, entender como cada opção te afetará e tomar a decisão que considerar melhor.

Algumas coisas em que pensar quando tomar esta decisão são:

- Objetivos futuros
- Finanças
- Leis
- Sua rede de apoio
- Valores pessoais

UMA PESSOA QUE PASSA POR UM ABORTO TERÁ DIFICULDADE DE ENGRAVIDAR NO FUTURO?

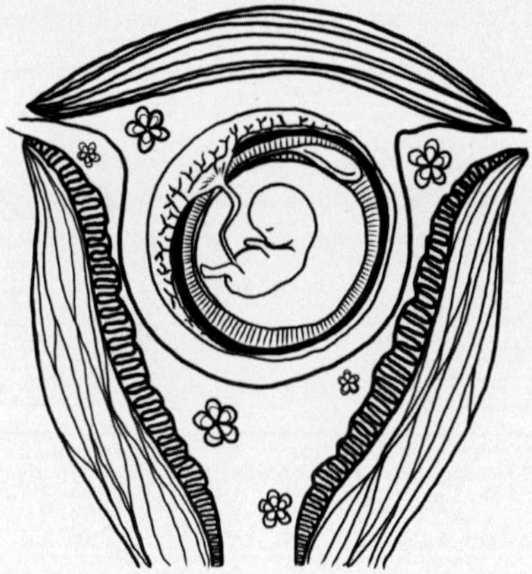

Um **aborto** que é feito de maneira adequada, dentro das condições das leis de cada país, ou um **aborto espontâneo**, não necessariamente afetarão a capacidade de alguém engravidar.

OUVI FALAR SOBRE ADOÇÃO ABERTA E FECHADA. QUAL A DIFERENÇA?

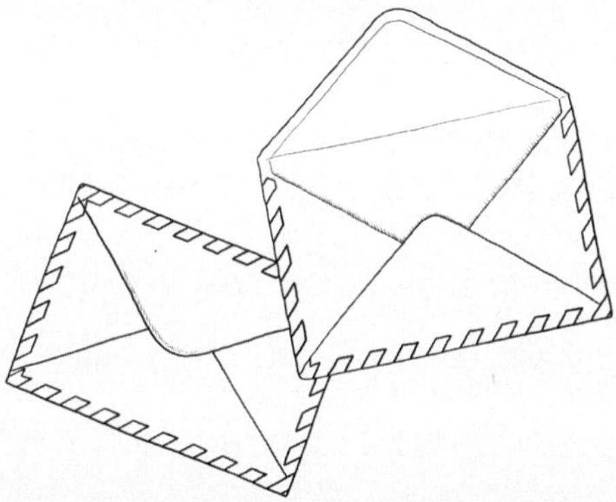

As adoções abertas referem-se à existência de um contato contínuo, ou a opção de contato, entre os pais biológicos, a família adotiva e a criança. Isso pode se dar de várias maneiras, desde atualizações anuais por fotos a visitas presenciais envolvendo os pais biológicos e a família adotiva. Em uma adoção fechada, os pais biológicos concordam, normalmente antes do nascimento, em não ter nenhum contato com a família adotiva e com a criança.

O QUE ACONTECE COM O CORPO DURANTE A GRAVIDEZ?

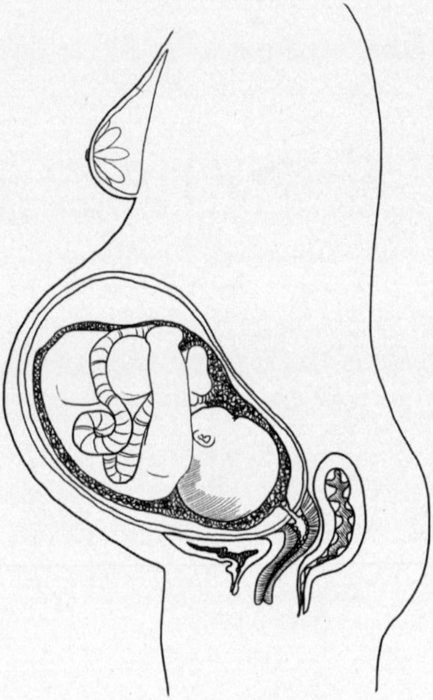

Muita coisa! Apenas para citar alguns exemplos, o **útero** se expande, os **seios** podem inchar à medida que se preparam para produzir leite, a pessoa pode passar por mudanças hormonais e emocionais, o corpo pode ganhar peso e até mesmo os pés podem ficar maiores. Quando uma pessoa engravida, seu corpo começa a trabalhar para gerar um **feto**. Uma **gravidez** completa geralmente dura nove meses, o que é tempo para muitas mudanças. É uma experiência única para todos que passam por ela.

OS BEBÊS PODEM SAIR PELO ÂNUS?

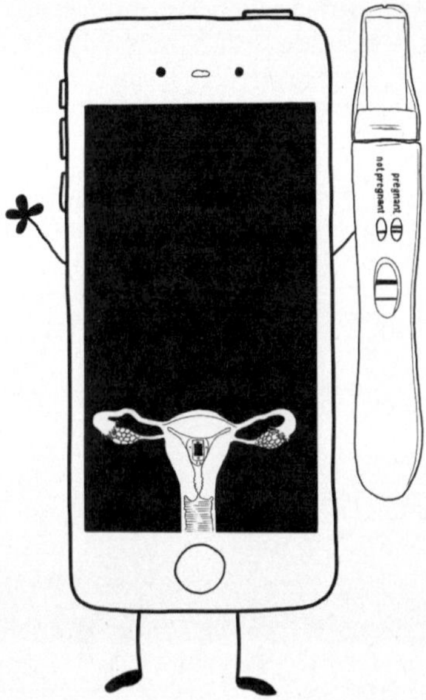

A resposta simples é não, não é possível um bebê sair pelo ânus. Se uma pessoa grávida dá à luz através do **parto normal**, o bebê é empurrado para fora do **útero**, através do **colo uterino**, e sai pela **vagina**. Algumas pessoas fazem cesariana (**cesárea**), que é uma cirurgia realizada em hospital e envolve o médico cortando o **útero** através da pele para remover o bebê.

JÁ OUVI PESSOAS FALANDO SOBRE ABORTO ESPONTÂNEO. O QUE É?

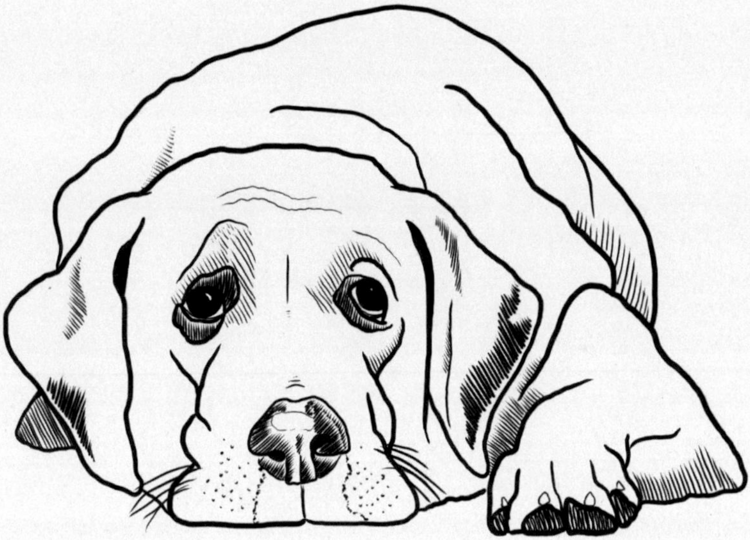

Um **aborto espontâneo** é quando uma **gravidez** termina de forma inesperada. A maioria dos **abortos espontâneos** ocorre nos primeiros meses de **gravidez**. Há muitas razões para isso, mas normalmente é porque o **feto** não se desenvolve normalmente. É comum que a pessoa não saiba por que aconteceu. Na verdade, os **abortos espontâneos** são bem frequentes,[25] mas a maioria das pessoas não sabe disso porque não é comum conversar sobre o assunto ou porque quem passa por isso não gosta de falar sobre a experiência.

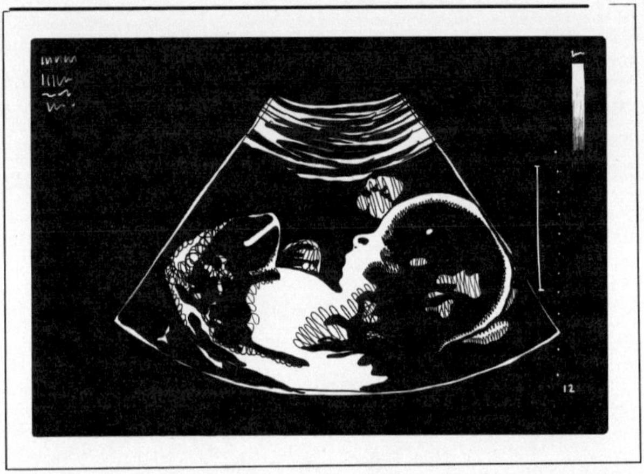

PODE TRANSAR ESTANDO GRÁVIDA?

Desde que o médico não dê instruções contrárias, o **sexo** é seguro durante a **gravidez**. Não é prejudicial ao bebê porque ele está dentro do **útero**. Se a pessoa está fazendo **sexo vaginal**, o **pênis** permanece na **vagina** e não consegue ir além do **colo uterino**. Outras formas de **sexo** também são seguras durante a **gravidez**.

POR QUE DÓI TANTO QUANDO O BEBÊ SAI?

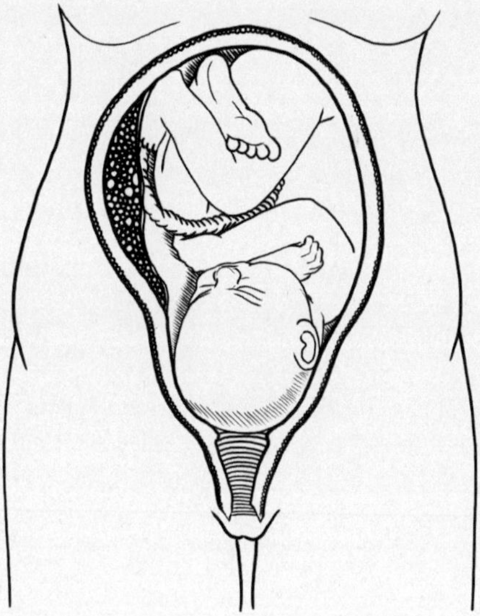

Dar à luz é doloroso por algumas razões. O **útero** se contrai para empurrar o bebê para fora (pense em cólicas menstruais, mas numa versão muito mais intensa). O **colo uterino**, que é bem sensível e pequeno, se abre e se estica. A **vagina** e a abertura **vaginal** também se esticam para permitir que o bebê atravesse. Tudo isso pode ser muito desconfortável ou mesmo muito doloroso. O quão doloroso e incômodo será o parto irá depender da pessoa, do tamanho do bebê e se haverá uso de qualquer medicação para dor.

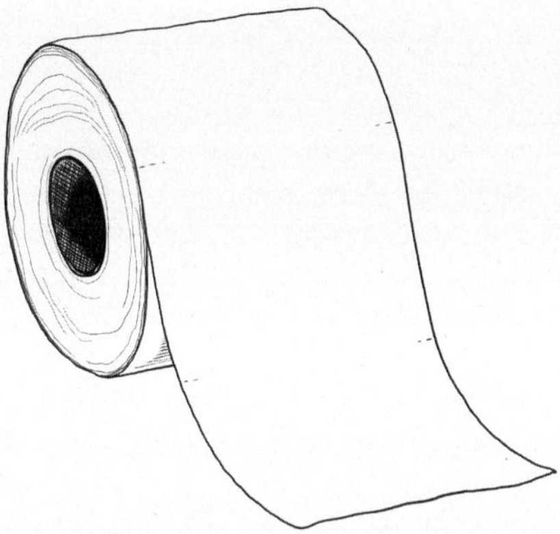

QUANDO A MULHER EMPURRA O BEBÊ DURANTE O PARTO, ELA FAZ XIXI?

Se a pessoa estiver fazendo um esforço enorme enquanto dá à luz, ela definitivamente pode urinar. Os músculos usados para fazer cocô são os mesmos músculos usados para empurrar um bebê para fora. Fazer xixi ou cocô durante o parto é totalmente normal.

O QUE ROLA COM A RESPIRAÇÃO DURANTE O TRABALHO DE PARTO?

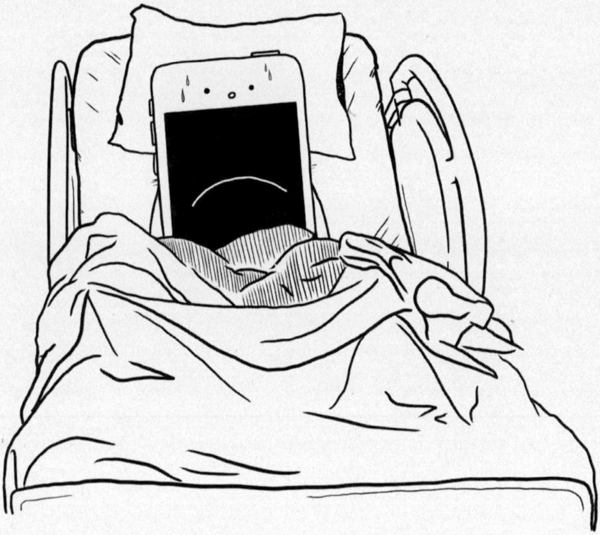

De fato, ninguém respira daquela maneira espaçada e consciente na rotina do dia a dia. Existem técnicas respiratórias que são incentivadas por alguns **profissionais da saúde** para ajudar a tornar o **trabalho de parto** um pouco mais fácil. Esse tipo de respiração controlada pode ajudar na concentração da pessoa, pode aumentar o oxigênio na corrente sanguínea e pode ser calmante durante o **trabalho de parto**.[26]

DEPOIS DE DAR À LUZ A VAGINA FICA DAQUELE JEITO OU VOLTA AO TAMANHO NORMAL?

Bem, não imediatamente, mas a **vagina** é um músculo e é feita para esticar. Durante a **gravidez** e o parto, a liberação de **hormônios** permite que a **vagina** se abra e mude de forma. Se uma pessoa tem um parto **vaginal**, mais conhecido como **parto normal** (quando o bebê sai pela **vagina**), a **vagina** vai mudar e se expandir durante o nascimento. Mas, tipicamente, com o tempo, ela voltará a um tamanho e forma semelhantes aos de antes do nascimento. Após o recomendado período de "não colocar nada na **vagina** durante as primeiras seis semanas", o(a) parceiro(a) sexual não deve notar muita diferença.[27]

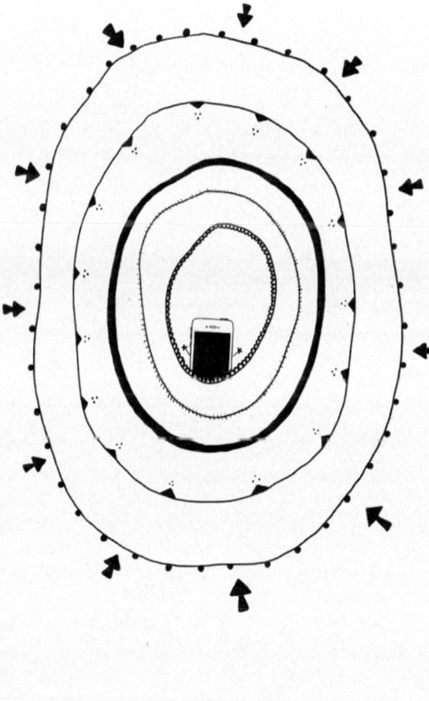

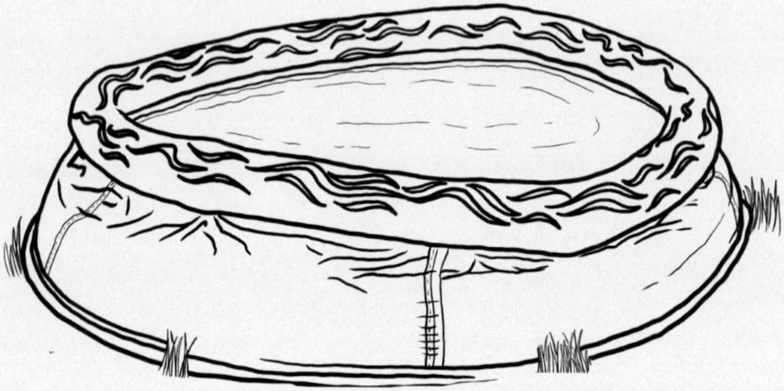

SE ALGUÉM EJACULAR NUMA PISCINA, DÁ PRA ENGRAVIDAR?

Primeiramente, uma pessoa não deve ejacular dentro de uma piscina porque não é um lugar privado e as pessoas que estão nadando ali não deram consentimento, nem querem ser expostas à **ejaculação** quando estão nadando. A **gravidez** só pode acontecer se o **espermatozoide** entrar no **útero** e encontrar um **óvulo**. Portanto, se duas pessoas transam em uma piscina, uma **gravidez** pode acontecer, mas apenas entre essas duas pessoas. Se alguém ejacular em uma piscina, os produtos químicos, a distância e toda a água tornarão a chance de alguém engravidar quase nula.[28]

SE UM PINGUINHO DE SÊMEN ENTRAR EM VOCÊ, É POSSÍVEL ENGRAVIDAR?

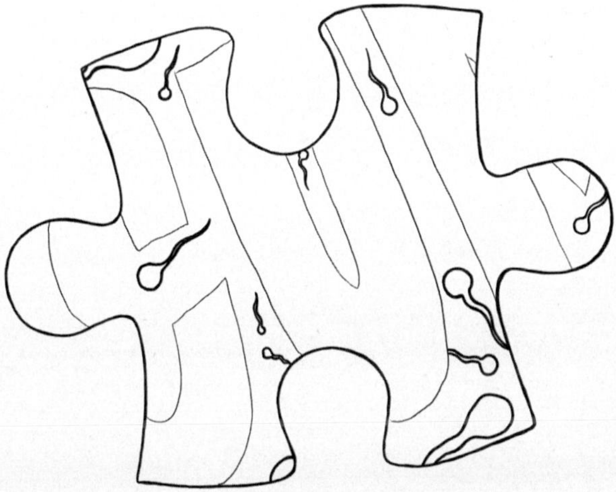

É preciso apenas um **espermatozoide** para fertilizar um **óvulo** e gerar uma **gravidez**. O **sêmen** (**esperma**) é o fluido em que os **espermatozoides** vivem. Mesmo que uma pessoa libere apenas um pouco de **sêmen** (ou tire o **pênis** assim que começar a ejacular), é possível que a **gravidez** aconteça. A maioria das pessoas libera de meia colher de chá a uma colher de chá de **sêmen** cada vez que ejacula.

Em uma colher de chá de **sêmen** há centenas de milhões de **espermatozoides.**[29] De fato, a **ejaculação** média carrega duzentos milhões de **espermatozoides**!

DÁ PRA ENGRAVIDAR NA POSIÇÃO "DE QUATRO"?

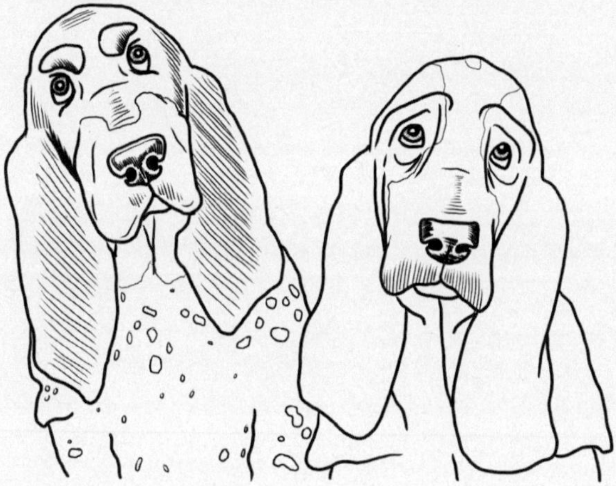

É absolutamente possível engravidar transando "de quatro" (termo informal para a posição sexual em que uma das pessoas se apoia nos quatro membros). Quando se fala em **sexo pênis**-na-**vagina**, não importa a posição ou o nome que ela recebe, o risco de **gravidez** existe. Se o **esperma** entrar na **vagina**, uma **gravidez** pode acontecer; **preservativos** e outras formas de **controle de natalidade** são uma ótima maneira de evitar isso. Há muitas maneiras diferentes de transar, e é importante falar com seu(sua) parceiro(a) sobre o que você quer ou não quer.

COMO OS GÊMEOS SÃO GERADOS?

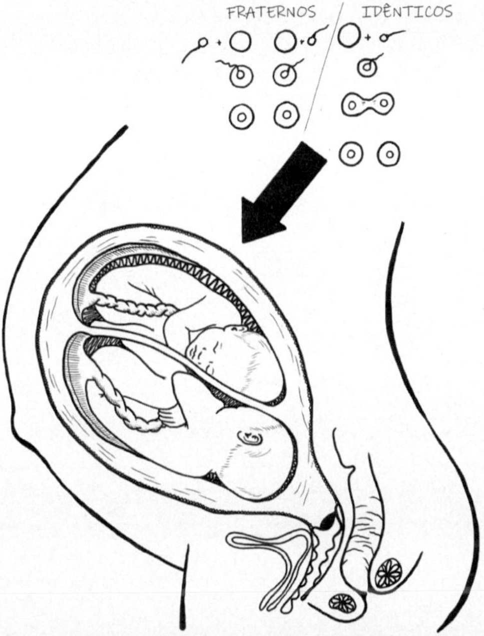

Algumas pessoas têm curiosidade em saber como os gêmeos são feitos porque gostariam de ter gêmeos e outras pessoas têm curiosidade em saber para poder garantir que nunca terão gêmeos. No entanto, não há como controlar a geração de gêmeos. Isso acontece de duas maneiras (sim, "duas" maneiras). Gêmeos idênticos (gêmeos que têm exatamente a mesma composição genética e parecem ter exatamente a mesma aparência) são gerados quando um **óvulo** é liberado e um **espermatozoide** entra nesse **óvulo**. O **óvulo** fertilizado, então, se divide na metade e cria dois bebês. Gêmeos fraternos (gêmeos que são semelhantes, mas não são exatamente iguais) são gerados quando dois **óvulos** são liberados e cada um é fertilizado por um **espermatozoide** diferente.

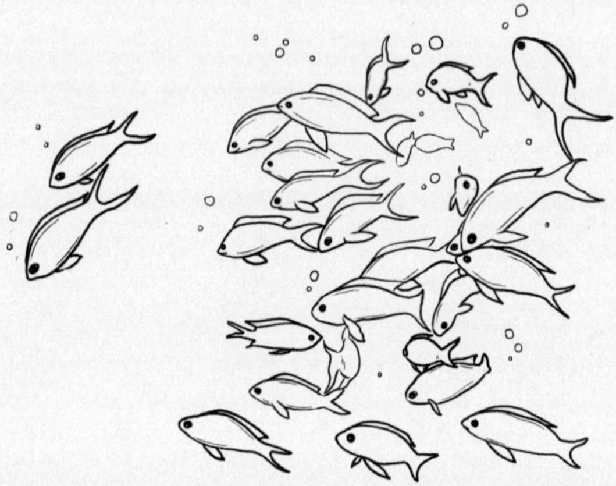

QUANTOS FILHOS UMA PESSOA PODE TER DE UMA VEZ SÓ?

Já houve casos de mulheres que tiveram oito bebês de uma vez, mas elas tiveram a ajuda de médicos para conseguir engravidar. Quando se trata de tantos bebês ao mesmo tempo, isso geralmente não pode acontecer sem a ajuda de um médico. Gêmeos, trigêmeos e até mesmo quadrigêmeos são mais comuns de acontecer naturalmente, sem intervenção médica. O importante é que a pessoa grávida receba cuidados pré-natais (cuidados de saúde enquanto o bebê está crescendo). Uma pessoa grávida de múltiplos bebês pode precisar consultar um médico com mais frequência para ter certeza de que ela e os bebês estão saudáveis.

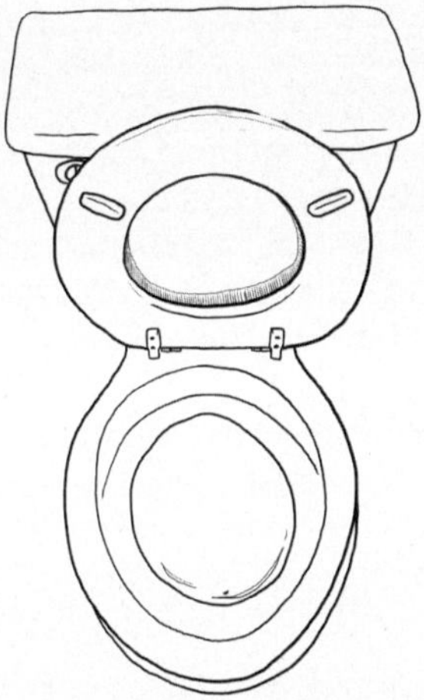

POR QUE MULHERES GRÁVIDAS TÊM ENJOO MATINAL?

Enjoos matinais e ocorrência de vômitos são muito comuns durante o **primeiro trimestre** (as doze primeiras semanas) de **gravidez**, mas podem perdurar até o final da gestação. Ninguém sabe exatamente por que isso acontece, mas existem algumas teorias. Pode estar relacionado à quantidade crescente de **hormônios** durante a **gravidez** ou à redução do açúcar no sangue. Outro detalhe é que os "**enjoos matinais**" não acontecem apenas pela manhã. Algumas pessoas o sentem durante todo o dia, à noite ou não sentem nunca.[30]

POSSO NÃO MENSTRUAR SEM ESTAR GRÁVIDA?

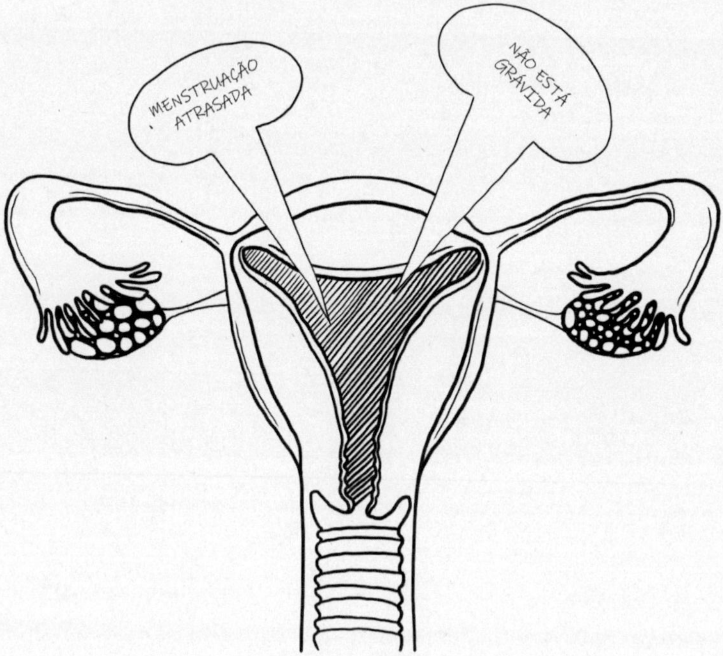

"Minha **menstruação** atrasou!" Muitas pessoas se preocupam e acreditam estar grávidas quando não menstruam ou se a **menstruação** desce mais tarde do que o esperado, mas há diferentes razões pelas quais isto pode acontecer! Às vezes excesso de estresse, o ato de praticar exercício ou mudar a alimentação para uma determinada dieta podem impactar o **ciclo menstrual** de uma pessoa. Durante a **adolescência**, a **menstruação** pode ser irregular de qualquer forma. Se houver preocupação quanto à possibilidade de uma **gravidez**, faça um teste.

DÁ PRA ENGRAVIDAR PELO LÍQUIDO PRÉ-EJACULATÓRIO?

Sim, é possível engravidar pelo **líquido pré-ejaculatório**. Ele é o fluido que sai do **pênis** antes que uma pessoa ejacule. Uma pessoa não pode controlar ou sentir quando esse líquido sai de seu corpo. Embora o **líquido pré-ejaculatório** geralmente não tenha **espermatozoides** ou tenha **espermatozoides** mortos, pequenas quantidades de **espermatozoides** vivos podem ser liberadas ou carregadas por ele. Assim, mesmo as chances sendo baixas, é possível. Usar **preservativos** durante toda a relação é uma ótima maneira de proteger-se contra uma **gravidez**.[31]

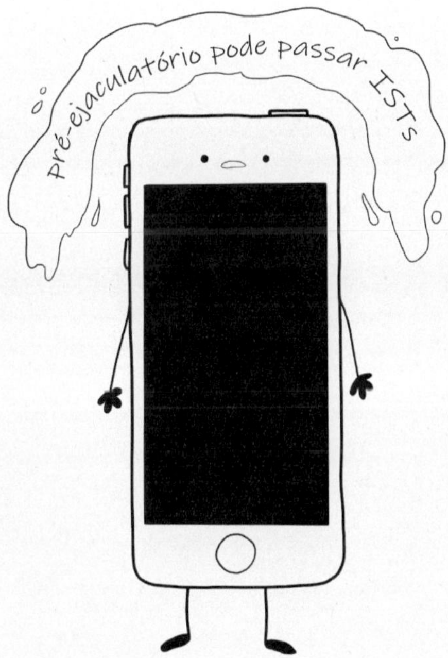

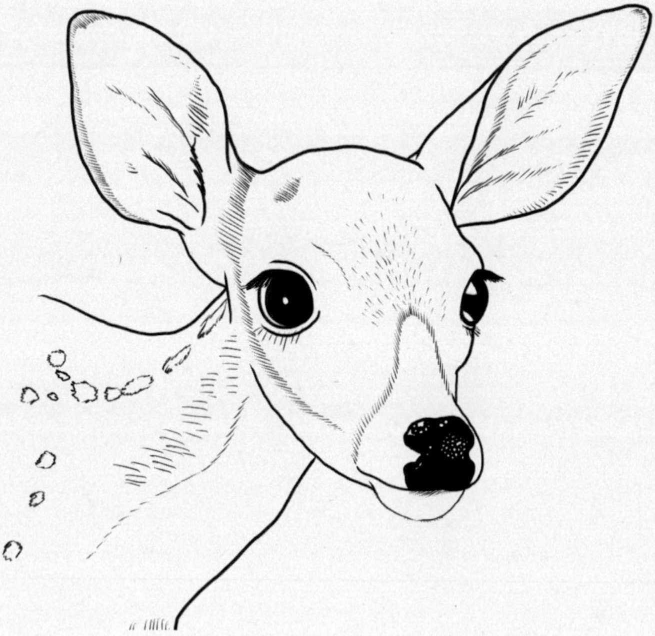

NÃO É VERDADE QUE A MULHER SÓ ENGRAVIDA DEPOIS QUE MENSTRUA PELA PRIMEIRA VEZ?

Muita gente pensa assim. Na verdade, existe uma pequena chance de uma pessoa engravidar antes da primeira **menstruação**. Isso acontece porque ela pode ter tido sua primeira **ovulação** (liberação de **óvulo**) nas poucas semanas antes de sua **primeira menstruação**. Se a pessoa fizer **sexo vaginal** desprotegida durante este meio tempo, é possível que possa engravidar.

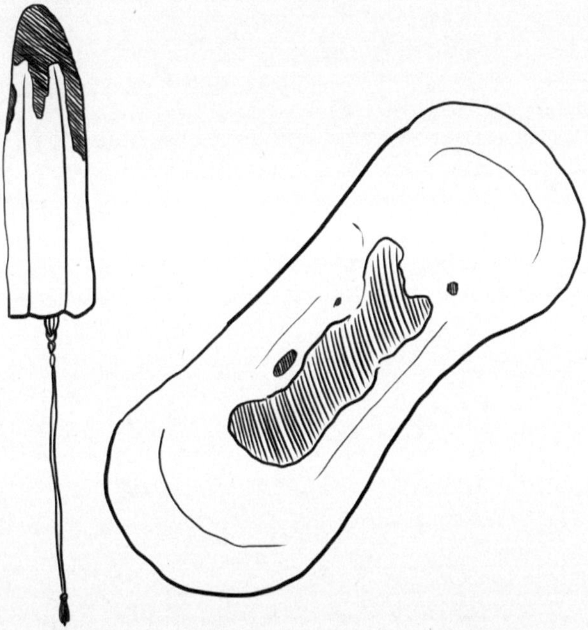

É NORMAL SANGRAR DURANTE A GRAVIDEZ?

É possível ter alguns **escapes** ou sangramentos leves durante a **gravidez**, mas não é comum (e não se trata de **menstruação**). Diante de qualquer sangramento durante a **gravidez**, é importante que a pessoa grávida converse imediatamente com um médico para ter certeza de que tanto ela mesma quanto a **gravidez** estão saudáveis.

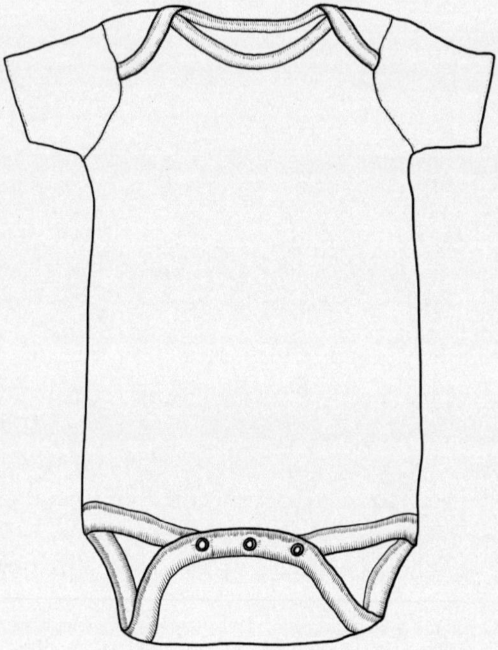

É POSSÍVEL ENGRAVIDAR TENDO ALGUMA IST?

A resposta simples é sim. Todas as **ISTs** podem ser tratadas, e, desde que sejam tratadas imediatamente, isso não deve alterar a capacidade de uma pessoa engravidar ou de engravidar outra pessoa. Se uma **IST** não é tratada, pode ficar pior e causar danos que podem interferir na capacidade de uma pessoa engravidar. Se alguém contrai uma **IST** durante a **gravidez**, é possível que seja passada para o bebê (**feto**) durante a gestação, durante o parto ou durante a amamentação. Sempre que alguém desconfiar que tem uma **IST** é importante correr atrás de um diagnóstico e conversar com um **profissional da saúde**.

CAPÍTULO SETE

"PERA AÍ, CAMISINHA TEM VALIDADE?"

E OUTRAS PERGUNTAS SOBRE MÉTODOS CONTRACEPTIVOS

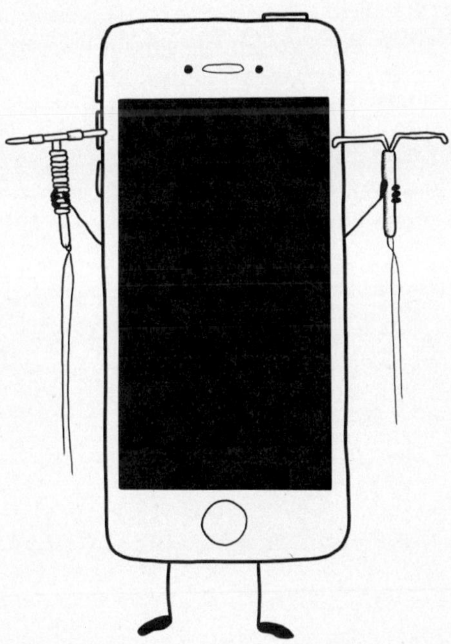

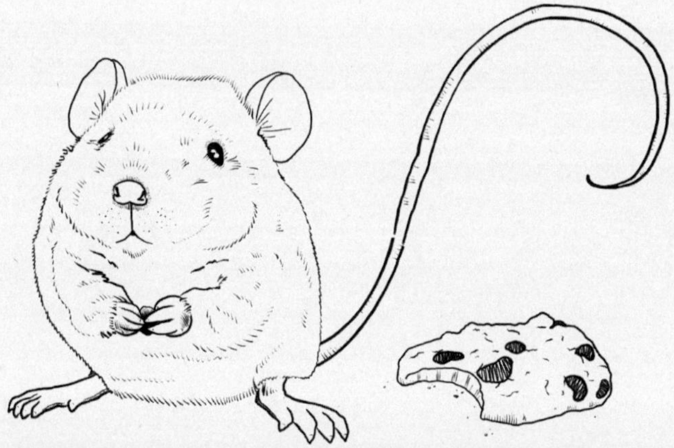

É POSSÍVEL EU SER ABSTINENTE SE EU JÁ TRANSEI NA VIDA?

Absolutamente sim! **Abstinência** significa que a pessoa não está tendo relações sexuais. Qualquer pessoa pode escolher não transar mais, a qualquer momento da vida, mesmo que já tenha tido relações sexuais antes. A **abstinência** é o método mais eficaz de proteção contra a **gravidez** e **infecções sexualmente transmissíveis**. Você é que decide o que é melhor para você em termos de quando ou se praticar a abstenção.

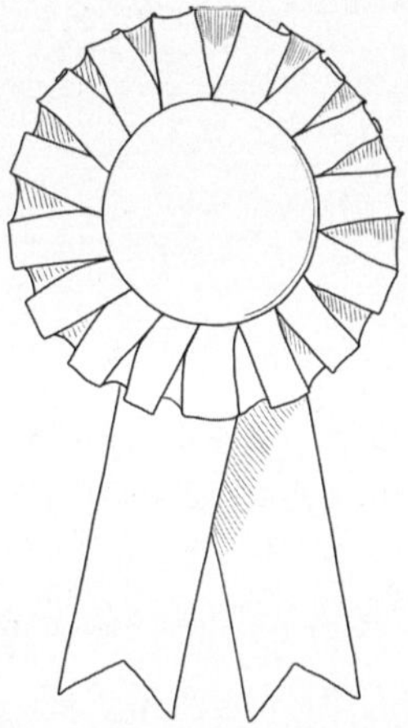

QUAL É O MELHOR CONTRACEPTIVO?

A resposta mais honesta é a seguinte: o melhor método **contraceptivo** é o que você desejar usar! Todos são diferentes, portanto, o método que funciona melhor para cada pessoa será diferente também. Alguns métodos são mais efetivos do que outros quando usados da maneira correta, de forma que é importante escolher um que você usará corretamente toda vez.

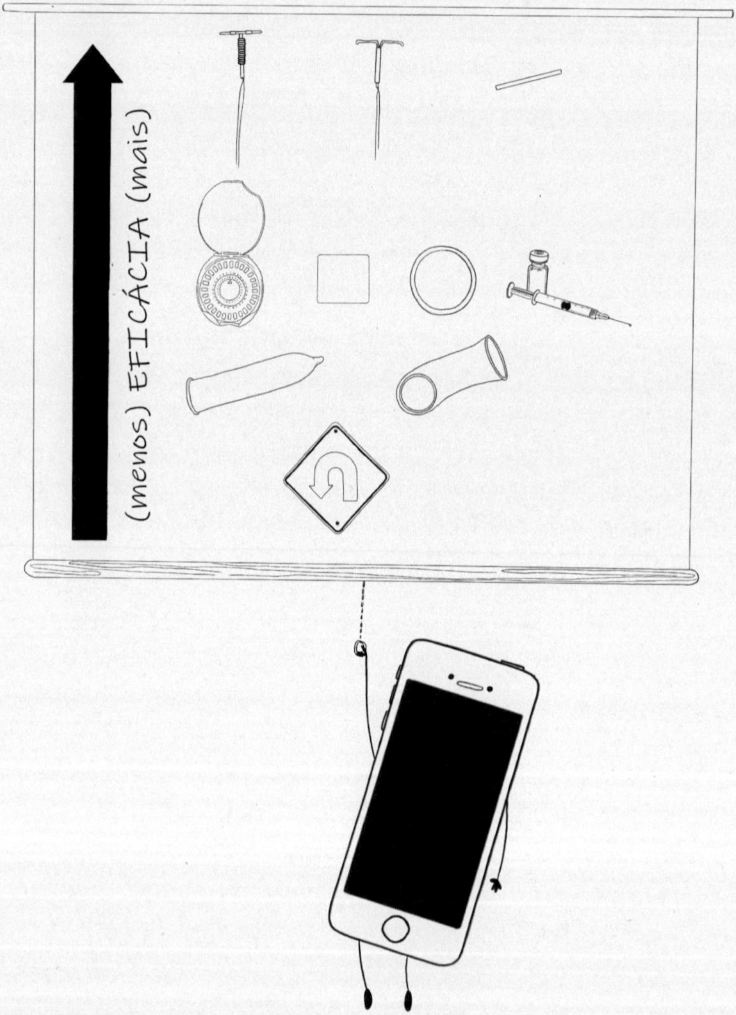
(menos) EFICÁCIA (mais)

POR QUE AS CAMISINHAS TÊM QUE SER COLOCADAS DE UMA DETERMINADA FORMA?

Os **preservativos** são mais eficazes quando usados corretamente. Seguir as etapas para colocar uma **camisinha** garante que ela funcione adequadamente. Abaixo, explicitamos a maneira correta de se utilizar **preservativos** externos:

1.

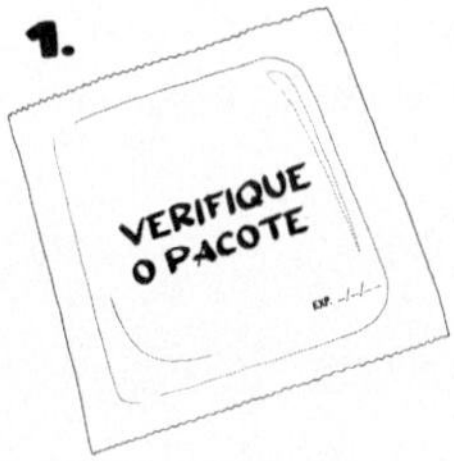

Certifique-se de que o **preservativo** não tenha expirado e de que não haja danos visíveis na embalagem.

2.

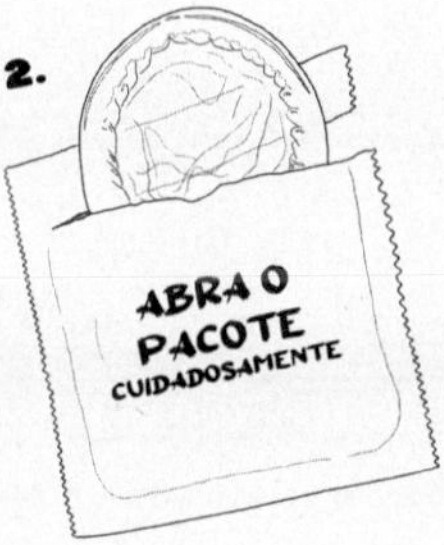

Deslize o **preservativo** para um lado da embalagem e rasgue ao longo dos vincos no lado oposto para abrir. É importante usar suas mãos para abrir o pacote da **camisinha** e não aquela espada de samurai descolada que está pendurada acima de sua cama (nem uma tesoura, faca etc.), pois isso pode danificar o **preservativo**.

3.

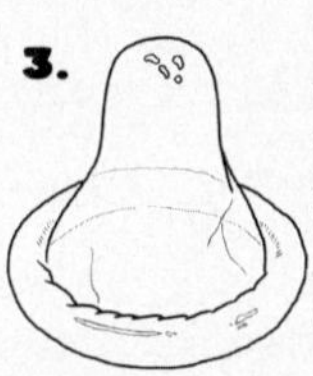

CERTIFIQUE-SE DE QUE A CAMISINHA ESTÁ VIRADA PARA O LADO CERTO

Não se apresse em colocar o **preservativo** no **pênis**. Certifique-se de que o lado correto está para cima, verificando com o dedo. Se o **preservativo** estiver do lado correto, ele desenrolará facilmente. Se não acontecer, vire-o antes de colocá-lo sobre o **pênis** novamente.

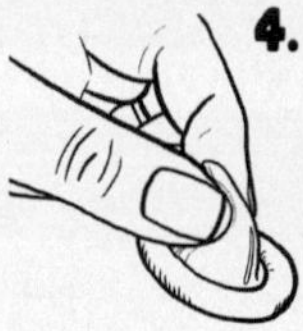

Aperte a ponta do **preservativo**. Isso serve para que nenhum ar extra fique preso na **camisinha**. Este não é o momento para fazer um balão tipo bexiga de festa. Isso também permite que haja espaço para os fluidos que serão liberados pelo **pênis** durante o **sexo**.

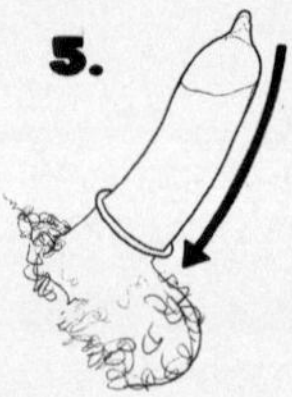
5.
DESLIZE
A
CAMISINHA
ATÉ
À BASE
DO PÊNIS

Desenrole o **preservativo** por todo o comprimento do **pênis**. Não pare na metade do caminho, vá até o final. Isto precisa ser feito quando a pessoa com **pênis** tem uma **ereção**, para garantir que o **preservativo** serve adequadamente.

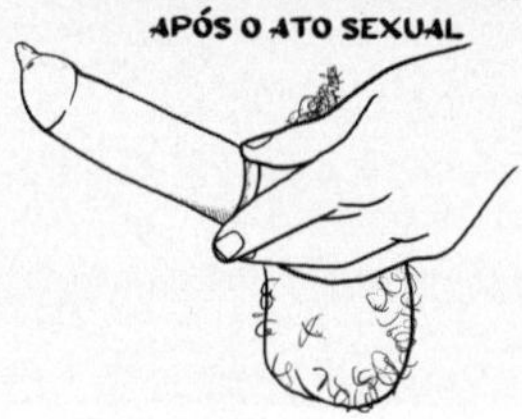

Segurar a base do **preservativo** irá garantir que ele não escorregue quando o **pênis** for puxado para fora. Muitas vezes, após a **ejaculação**, a pessoa pode perder a **ereção**, fazendo com que o **preservativo** saia mais facilmente.

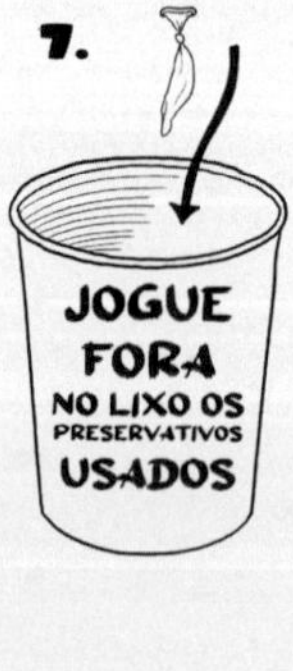
7.
JOGUE
FORA
NO LIXO OS
PRESERVATIVOS
USADOS

É sempre uma boa ideia dar um nó na **camisinha** para que o fluido não escape. Os **preservativos** devem ir para o lixo, não para o vaso sanitário ou pia, e nunca devem ser reutilizados.

Um **preservativo** interno é uma opção de proteção que é inserida dentro da **vagina** *ou* do ânus. Assim como com os **preservativos** externos, é importante verificar o pacote e abri-lo cuidadosamente. Uma vez que ele esteja fora da embalagem, certifique-se de que há um anel dentro dele e de que não há nenhum rasgo. Segure o anel interno e insira o **preservativo** na **vagina** ou ânus. O anel maior deve permanecer no exterior do corpo. Quando terminar com o **preservativo**, torça o anel externo e puxe a **camisinha** para fora. Descarte o **preservativo** no lixo.

É MELHOR USAR DUAS CAMISINHAS DO QUE UMA SÓ, NÉ?

Na verdade, não! As pessoas não usam dois capacetes de moto, um por cima do outro, não é? Duas **camisinhas** não deixarão ninguém mais seguro. Os **preservativos** são projetados para serem usados um de cada vez. Se a pessoa insistir em usar dois, é importante adicionar lubrificação entre cada **camisinha** para reduzir o atrito. Se houver fricção, a chance de cada **preservativo** romper aumenta.

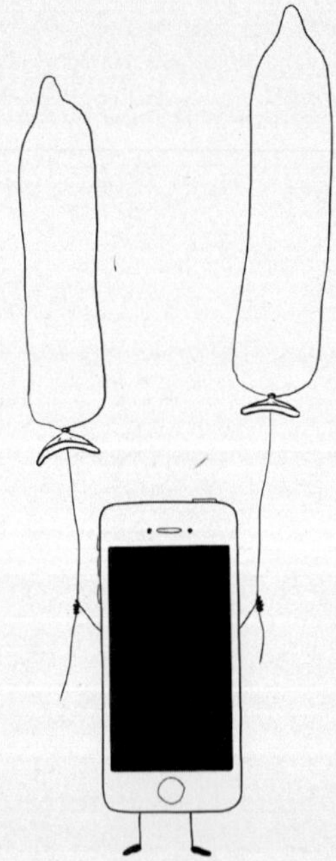

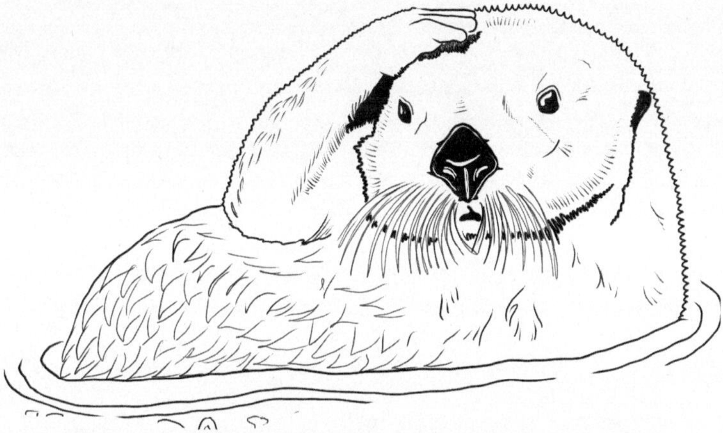

COMO FAÇO PRA ARRUMAR ANTICONCEPCIONAIS?

Há muitas maneiras de conseguir **contraceptivos**. **Camisinhas** podem ser compradas online ou na maioria dos postos de gasolina, farmácias e mercearias; outros métodos podem ser prescritos por um médico.* Antes de escolher um método, é importante que a pessoa saiba como usá-lo corretamente. Levar em consideração o quão bem a pessoa quer que o método funcione, quanto custará e como o **contraceptivo** se encaixará em seu estilo de vida pode ajudar a decidir qual é o mais adequado.

* No Brasil, é possível obter camisinhas e outros métodos contraceptivos de maneira gratuita através do Sistema Único de Saúde (SUS). [N.E]

QUAL A IDADE EXIGIDA PARA CONSEGUIR ANTICONCEPCIONAIS?

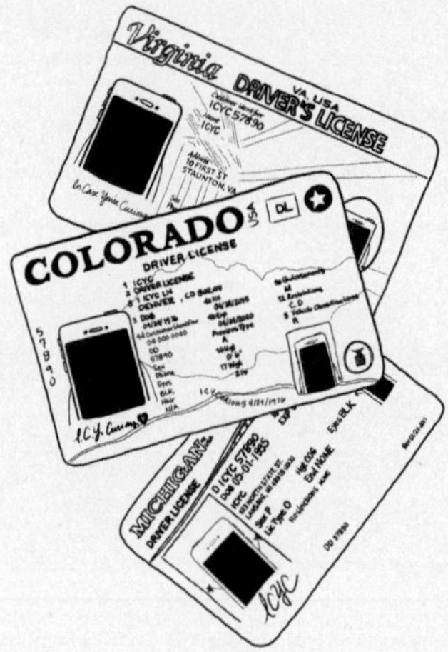

Dependendo de onde você vive, pode haver diferentes legislações em relação aos métodos **contraceptivos**. Em alguns lugares, não há idade mínima para uso de **anticoncepcionais**; em outros, a pessoa precisa ter determinada idade, ter a permissão dos pais ou se encaixar em determinadas exigências antes de conseguir uma receita médica.

> Não há restrição de idade para o uso de **preservativos**!

POR QUE EU PRECISO IR AO MÉDICO PRA CONSEGUIR TOMAR PÍLULA MAS NÃO PRECISO IR PRA USAR CAMISINHA?

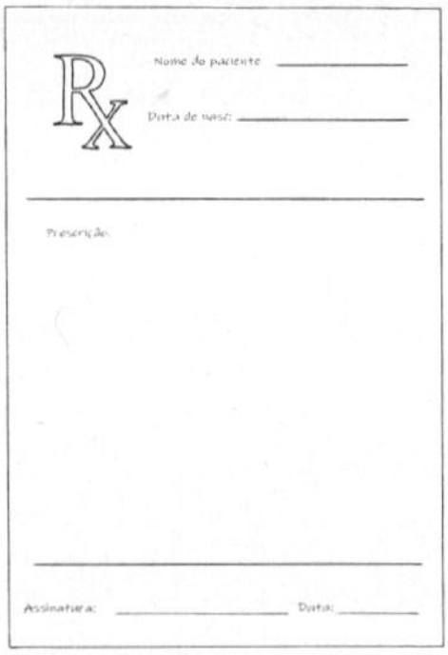

Por sorte, você também pode obter **preservativos** no consultório médico! Mesmo que, de modo geral, a **pílula** seja muito segura, ela e outros métodos **contraceptivos** hormonais exigem uma visita ao médico e uma prescrição. É importante que um profissional acompanhe a pessoa para garantir que o método combina com ela e é seguro. Assim como qualquer outro medicamento, **anticoncepcionais** podem ter efeitos colaterais (dores de cabeça, mudanças de humor e náusea). É importante falar aberta e honestamente com seu médico sobre quaisquer condições de saúde existentes para garantir que ele encontrará o melhor método para seu corpo e suas necessidades. Por outro lado, as **camisinhas** geralmente não têm nenhum efeito colateral (a menos que alguém seja alérgico ao material) e é por isso que você pode obtê-las sem prescrição.

Coisas a considerar ao escolher um método contraceptivo:

- Custo
- Se ele contém hormônios, quais hormônios e em qual quantidade
- Quão bem funciona
- Como e quando é usado
- Por quem é usado
- Proteção contra ISTs

QUANTO CUSTA UM ANTICONCEPCIONAL?

O$ valore$ dependem do método **contraceptivo** e onde a pe$$oa o e$tá adquirindo. A$ **cami$inha$** geralmente $ão dada$ de graça em centro$ de $aúde ou podem $er comprada$ em pacote$ a baixo cu$to. A$ pe$$oa$ podem u$ar $eguro$ de $aúde ou programa$ $ociai$ de $aúde para ajudar com o$ custo$ ou pagar integralmente por $eu método **anticoncepcional**. $e a pe$$oa e$tiver preocupada $obre o$ custo$ do método **contraceptivo** que e$colheu, algun$ lugare$ oferecem a$$i$tência quanto a i$$o. Falar com um adulto de confiança pode ajudar.

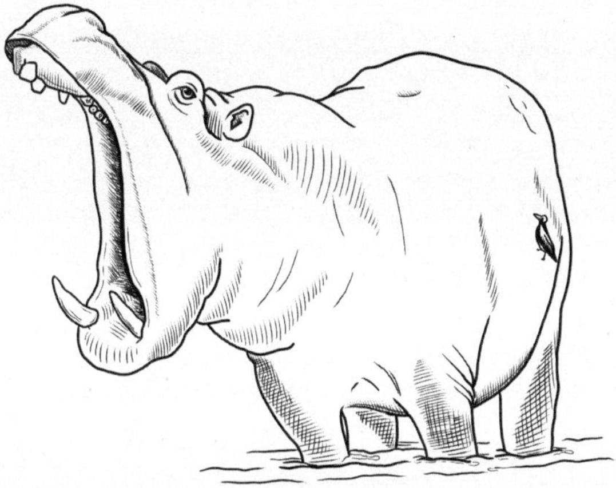

PRA QUE TOMAR PÍLULA SE A PESSOA NÃO ESTIVER TRANSANDO?

Os **contraceptivos** podem ser usados por outras razões além da prevenção da **gravidez**. Métodos que envolvem **hormônios** podem ajudar a diminuir a acne, reduzir as cólicas menstruais, aliviar o **fluxo menstrual**, torná-lo mais regular ou impedi-lo. Só porque alguém está tomando **anticoncepcional**, não significa que está transando.

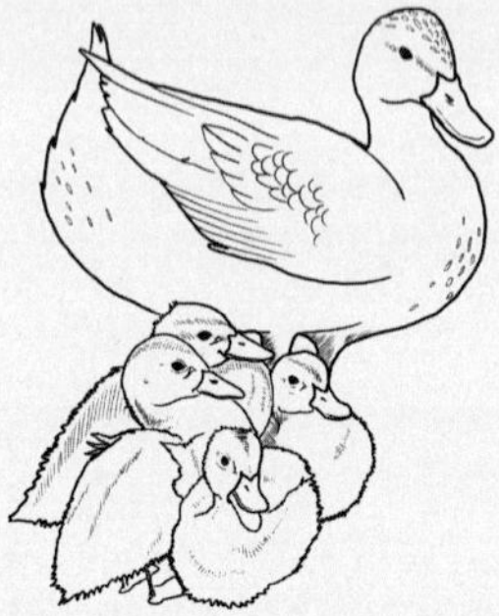

SE EU TOMAR ANTICONCEPCIONAL AINDA VOU SER CAPAZ DE TER FILHOS NO FUTURO?

Qualquer método reversível de **controle de natalidade** não mudará a capacidade de uma pessoa engravidar quando ele não estiver sendo usado. Os **contraceptivos** só funcionam quando você os usa corretamente e consistentemente (isso significa tomar a **pílula** todo dia, tomar sua injeção na época certa ou usar **preservativo** sempre que transar). Se a pessoa decidir parar com o método de controle escolhido, é importante que fale com seu médico.[32]

Há também métodos de **contracepção** que são permanentes, chamados **vasectomia** e **laqueadura** (às vezes chamados de **esterilização**), que são cirurgias que impedem que o **óvulo** e o **espermatozoide** se encontrem.

É POSSÍVEL USAR TODOS OS MÉTODOS HORMONAIS AO MESMO TEMPO? FUNCIONA MELHOR?

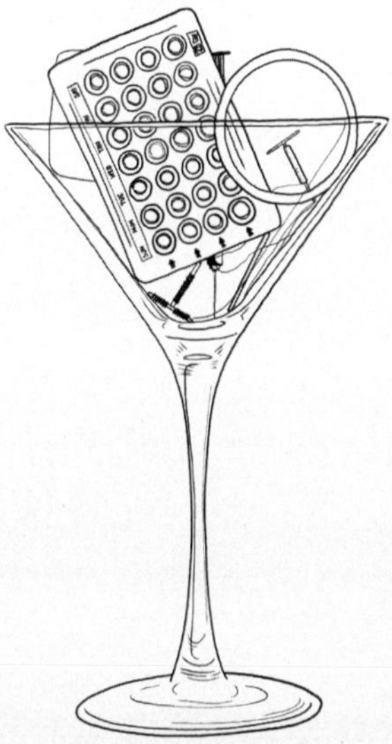

É totalmente desnecessário usar mais de um **contraceptivo** hormonal ao mesmo tempo, a menos que seja prescrito por seu médico. Isso não faz com que funcionem melhor. Se você usar um único método da maneira correta, ele funcionará muito bem! Tomar uma dose maior poderia causar ainda mais efeitos colaterais. Mesmo que você não use mais de um método hormonal simultaneamente (a menos que o médico prescreva), você pode usar a **camisinha** ao mesmo tempo em que estiver usando qualquer outro método **anticoncepcional**. As **camisinhas** podem ajudar a prevenir não apenas a **gravidez**, como também as **ISTs**.

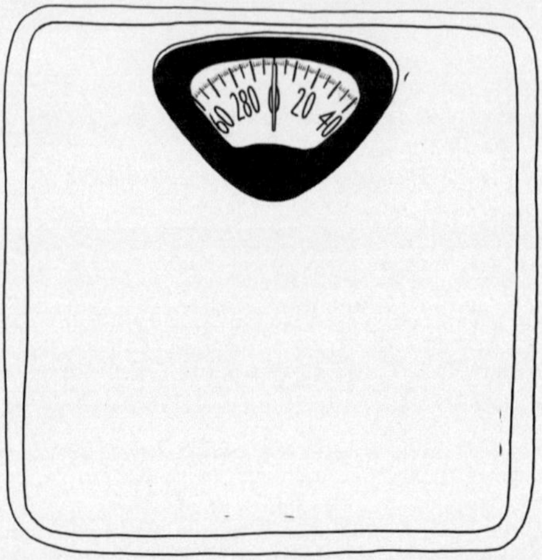

ANTICONCEPCIONAL ENGORDA?

Você pode comer bolo e tomar **anticoncepcional** ao mesmo tempo! A maioria das pessoas não ganha peso quando começam a usar um método.[33] Métodos hormonais podem ter efeitos colaterais diferentes, e um deles pode ser o ganho de peso. No entanto, geralmente, o ganho de peso não vem do **anticoncepcional** em si, mas de seus hábitos ou das mudanças naturais em seu corpo à medida que você cresce. A boa notícia é que há muitos tipos de **contraceptivos**, portanto, se os efeitos colaterais de algum método estiverem incomodando você, converse com seu médico sobre outra opção!

A CAMISINHA ARDEU A MINHA VAGINA. O QUE ACONTECEU?

Não há necessidade de chamar os bombeiros — a alergia ao látex é muito comum! Quando alguém tem alergia ao látex, os sintomas podem incluir queimadura, coceira e dor. A maioria dos **preservativos** é feita desse material, mas, se uma pessoa for alérgica, ela pode usar **preservativos** *sem* látex. Grande parte das **camisinhas** sem látex é feita de um material chamado poliisopreno e funciona da mesma forma que os **preservativos** de látex, protegendo contra **gravidez** e **ISTs**.

Existem **preservativos** feitos de pele de carneiro, mas eles protegem apenas contra a **gravidez** e não contra as **ISTs**.

QUAL É A MELHOR CAMISINHA?

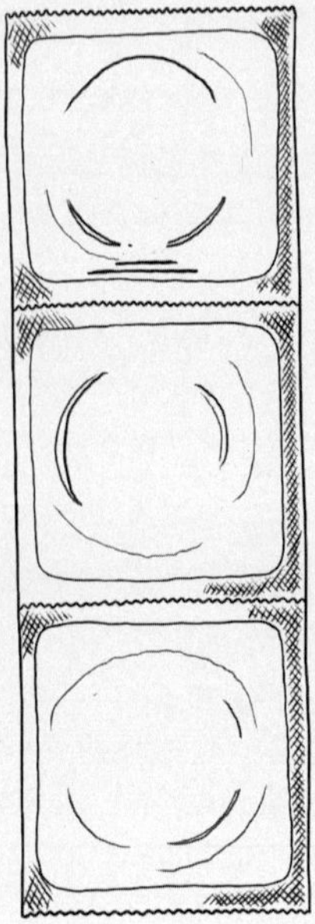

Há vários tipos diferentes de **preservativos**. Alguns têm **lubrificantes** que esquentam, alguns têm texturas e outros têm cores diferentes. O que realmente importa é do que o **preservativo** é feito. Para evitar uma **gravidez**, ele precisa ser feito de látex, poliuretano, poliisopreno ou pele de carneiro (embora a pele de carneiro não proteja contra **ISTs**). Uma vez que a maioria dos **preservativos** externos tem o mesmo nível de eficácia, o "melhor" é aquele que for mais confortável para a necessidade dos(as) envolvidos(as). Encontrar uma **camisinha** que funcione bem para você e seu(sua) parceiro(a) pode exigir algumas tentativas. Uma vez que encontrem uma marca da qual gostam, armazená-la corretamente garantirá que ela continue funcionando bem todas as vezes.

Como armazenar seus preservativos:

- Em temperatura ambiente (aquela temperatura aconchegante!)
- Fora da luz direta do sol (a luz do sol é muito quente)
- Não em um carro (é muito quente)
- Não em um freezer (é muito frio)
- Não em sua carteira (muita fricção)

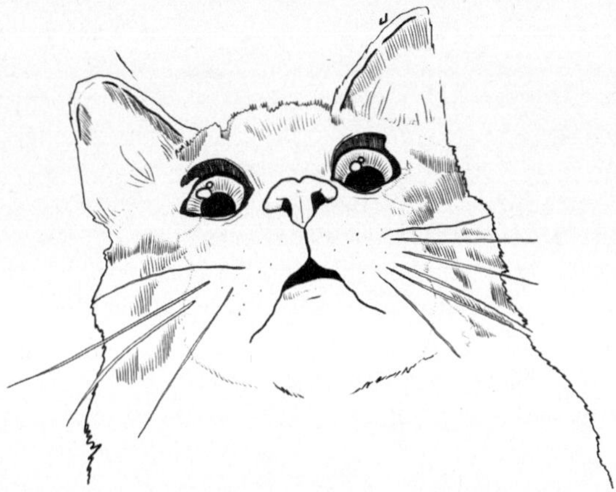

E SE A CAMISINHA ESTOURAR?

Nossa, isso pode ser assustador! Se o **preservativo** rasgar, se a pessoa não retirar o **pênis** de dentro do(a) parceiro(a) ou se a pessoa não tiver tomado seu **anticoncepcional** corretamente, um **anticoncepcional de emergência** (AE), também conhecido por "**pílula do dia seguinte**", pode ser usado por uma pessoa com **vagina** entre três a cinco dias após o **sexo vaginal** desprotegido, de modo a prevenir uma **gravidez**. O **anticoncepcional de emergência** não ajuda na prevenção de **ISTs**, portanto, se o **preservativo** rasgou e você está preocupado com **ISTs**, deve realizar um teste. Veja a próxima pergunta para mais informações sobre **anticoncepcional de emergência**.

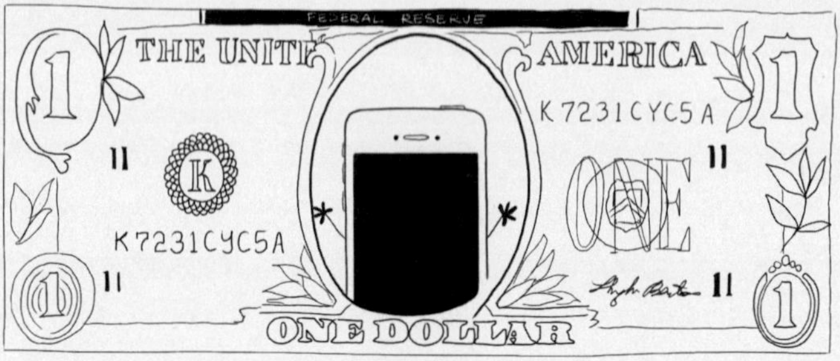

QUALQUER PESSOA PODE COMPRAR PÍLULA DO DIA SEGUINTE?

Nós incentivamos responsabilidade entre parceiros(as)! O **anticoncepcional de emergência** (AE) é um método **contraceptivo** de **venda livre** que pode ser adquirido em farmácias. Ele pode estar em prateleiras ou atrás do balcão, mas não há a necessidade de receita médica. O **AE** destina-se a ser usado por alguém com **vagina** após uma relação sexual desprotegida com outra pessoa com **pênis**. Como ele pode ser comprado sem receita médica, o(a) parceiro(a) da pessoa com **vagina** pode ir à farmácia e comprá-lo. Se a pessoa quiser usar seu plano de saúde para adquirir o **AE**, ela provavelmente precisará obter uma receita médica.

É SEGURO USAR ESSE PLANO B COM MUITA FREQUÊNCIA?

O **anticoncepcional de emergência** é seguro e pode ser usado quando necessário. Não fará mal se a pessoa usar, mas não é para ser usado como método principal de **contracepção** por algumas razões: não funciona tão bem como outras formas de **contraceptivos**, pode sair mais caro tomá-lo com frequência e pode acarretar efeitos colaterais. Portanto, se estiver procurando por um método regular de **controle de natalidade**, há muitos outros tipos que são mais eficazes (e mais econômicos). Lembre-se, o **AE** é a única forma de **anticoncepcional** que uma pessoa com **vagina** pode usar *depois* do ato sexual.[34]

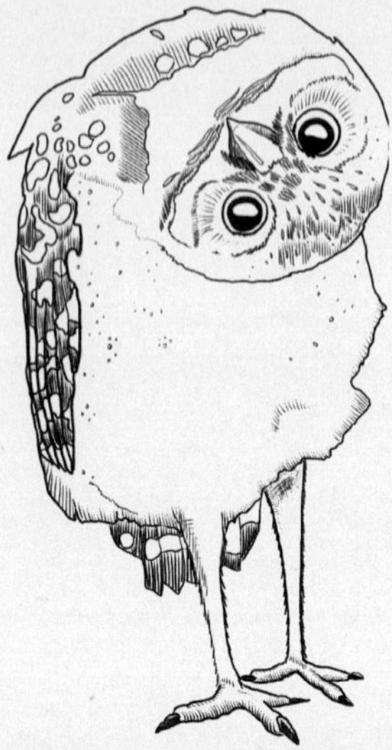

A PÍLULA DO DIA SEGUINTE É ABORTIVA?

Às vezes as pessoas confundem **AE** com **aborto** porque não sabem como são diferentes. O **aborto** é a interrupção de uma **gravidez**, enquanto o **AE** funciona para *evitar* uma **gravidez**, de modo que não constitui um **aborto**. Ele funciona na proteção contra uma **gravidez** indesejada, evitando que o **ovário** libere um **óvulo**. Se o **óvulo** já tiver sido liberado, ele deixa o **muco cervical** mais espesso para bloquear o encontro do **óvulo** e do **esperma**. Se a **concepção** já tiver acontecido, o método não vai fazer nada.

TODO MUNDO PODE USAR ANTICONCEPCIONAL?

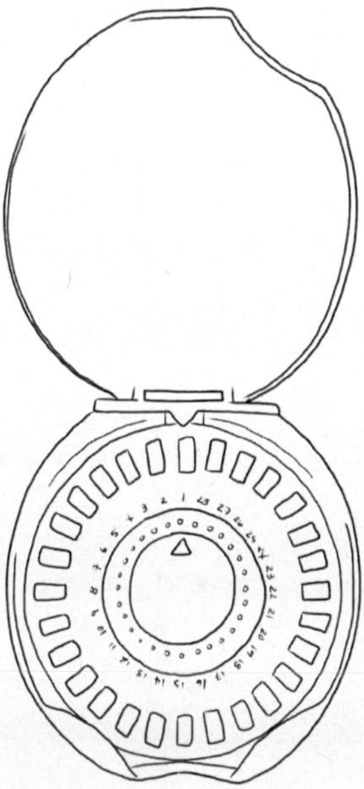

Nada é para todos, exceto, talvez, pizza. Muita coisa precisa ser levada em consideração na hora de decidir usar ou não usar **contraceptivos**. Custo, eficácia, efeitos colaterais ou valores podem influenciar a escolha de uma pessoa. Algumas pessoas podem optar por nunca usar um método **contraceptivo** que tenha o propósito de evitar uma **gravidez,** e tudo bem! Desde que a pessoa se sinta no controle de sua escolha, é a escolha certa para ela. (Além disso, nem todo tipo de **anticoncepcional** pode ser usado por qualquer corpo, portanto, se você escolher usar um método **contraceptivo**, certifique-se de escolher aquele que for mais adequado para o seu corpo.)

Os valores de uma pessoa podem vir da identidade religiosa, da comunidade, da educação, da família, de experiências pessoais e tantas outras influências! Cada pessoa deve tomar decisões da forma que melhor atender suas necessidades e sua visão de mundo.

COMO SABER SE PRECISO USAR UMA CAMISINHA EXTRA GRANDE?

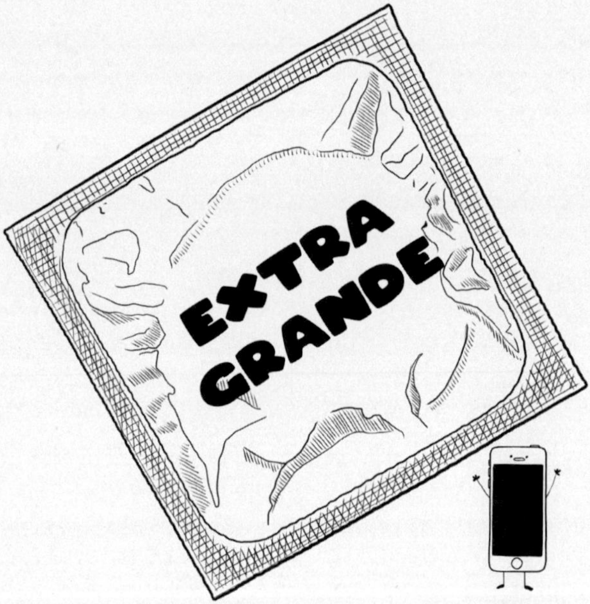

Embora haja uma aura dourada atribuída às **camisinhas** "extragrandes", **preservativos** de tamanho normal cabem na maioria das pessoas, adaptando-se confortavelmente ao **pênis**. Se uma **camisinha** estiver machucando o **pênis** ou se estiver rasgando com frequência, você deve tentar um tamanho maior (como uma "extragrande"). Da mesma forma, se o **preservativo** estiver escorregando, talvez você queira tentar um tamanho menor. Para melhor proteção, não use um tamanho que seja muito grande (ou muito pequeno) para você. Certifique-se de que está usando o **preservativo** de que você e seu corpo precisam.

EU SEMPRE ESQUEÇO DE TOMAR A PÍLULA. QUAIS SÃO MINHAS OPÇÕES?

Lembrar-se de tomar a **pílula** todos os dias pode ser difícil, mesmo que você programe um alarme para te lembrar! Boas notícias: há muitas outras opções saudáveis e eficazes de **contraceptivos** que a pessoa pode utilizar e que não requer uma lembrança diária (como o adesivo, o anel ou a injeção). Se desejar que o método escolhido funcione por 3-12 anos sem mudá-lo, a pessoa pode usar um **contraceptivo** reversível de longa duração, como um **DIU** ou **implante**.

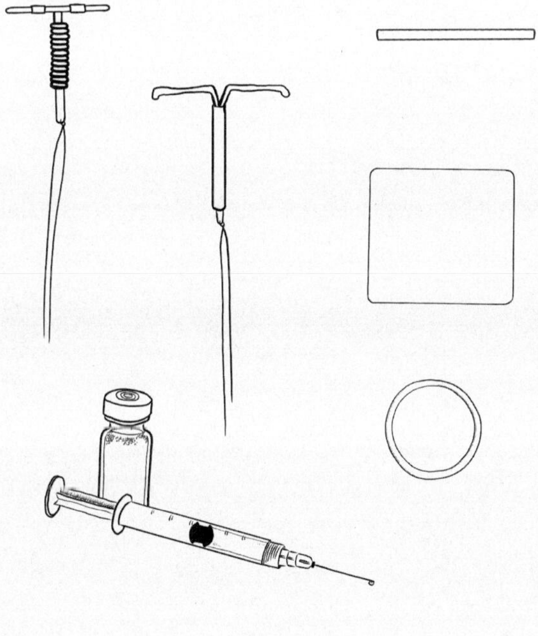

O ANTICONCEPCIONAL É RESPONSABILIDADE DA MULHER, NÉ?

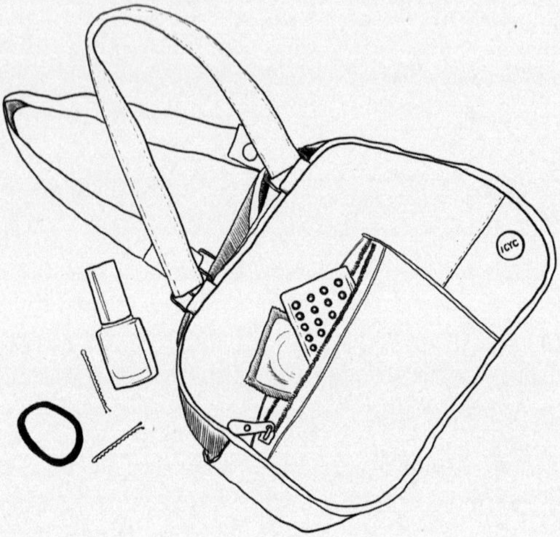

Métodos **contraceptivos** e proteção contra **ISTs** são responsabilidades de todos os envolvidos no ato do **sexo** e não de apenas uma das pessoas. Falar com o(a) parceiro(a) sobre proteção é uma forma saudável de compartilhar a responsabilidade. Mesmo que apenas uma das pessoas esteja usando o método de proteção, ambos devem estar informados sobre como o método funciona e o que requer. Há opções de **contraceptivos** para todos os tipos de corpo, o que significa que qualquer parceiro(a) de qualquer **gênero** pode usar proteção. Alguns parceiros(as) até escolhem dividir os custos!

POSSO USAR UMA BEXIGA, SACO DE LIXO, SACO PLÁSTICO, EMBALAGEM ETC. COMO CAMISINHA?

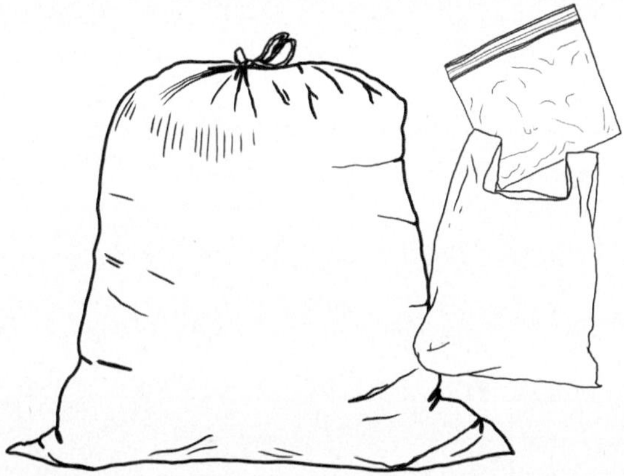

Não importa o que você tenha visto na TV ou em um filme, não é seguro usar nada além de uma **camisinha** como **preservativo**. Bexigas, sacos de lixo, embalagens de sanduíche etc., não são feitos para serem usados durante o **sexo** como forma de proteção. Isso significa que esses objetos não são seguros ou limpos para o corpo e não protegerão contra **gravidez** ou **ISTs**. Usar **camisinhas** de látex, de poliuretano ou **preservativos** de poliisopreno de tamanho adequado e dentro da data de validade pode ajudar a evitar uma **gravidez** indesejada e as **ISTs**. Se você não puder comprar **preservativos**, é possível obtê-los de graça em centros de saúde.

COMO FUNCIONA UM DIU DE COBRE? É POSSÍVEL USAR UMA MOEDA NO LUGAR?

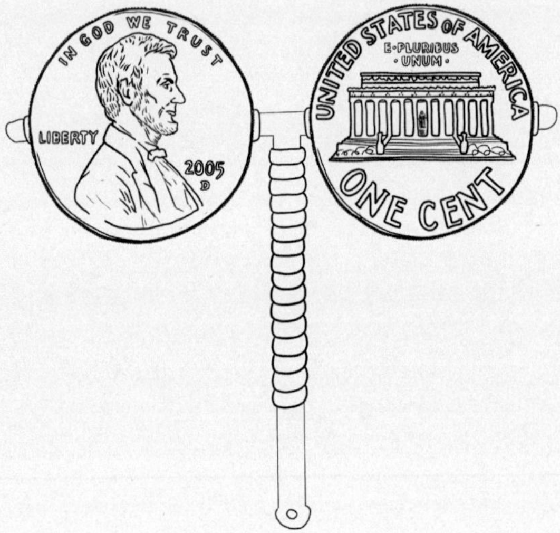

Antes de tudo: *não use uma moeda como método* ***contraceptivo***. Que horror! Aqui estão algumas boas notícias: o **DIU** de cobre é um dos métodos **contraceptivos** mais eficazes e ele funciona de algumas maneiras diferentes. Conforme o cobre é tóxico para os **espermatozoides**, eles tornam-se incapazes de nadar e encontrar um **óvulo**; além disso, o cobre faz o muco no **útero** se tornar mais espesso. Ambos impedem que os **espermatozoides** possam alcançar um **óvulo**.

PRA QUE SERVEM AS CAMISINHAS COM SABOR?

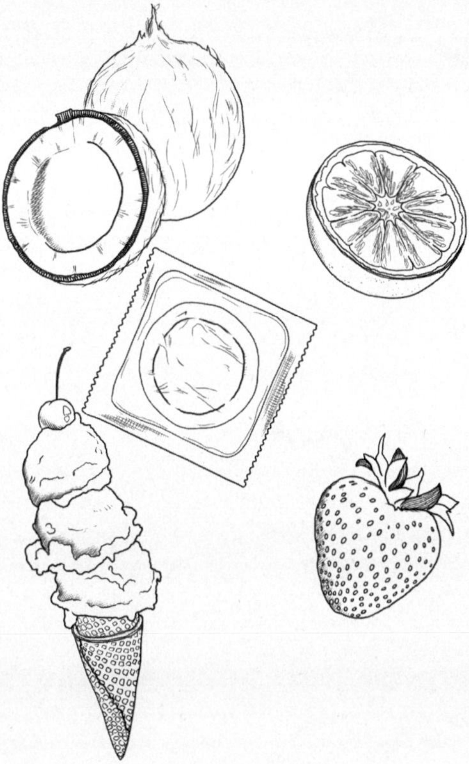

As **camisinhas** podem ajudar a reduzir a propagação de **ISTs**, mas vamos ser sinceros: o látex não tem gosto bom. Por isso, algumas pessoas podem escolher usar **preservativos** com aromatizantes quando fazem **sexo oral** (neste caso, **sexo** boca-no-**pênis**). Nunca use **preservativos** com sabor durante o **sexo vaginal** ou **anal** porque pode causar irritação.

COMO EU FAÇO PRA NÃO MENSTRUAR?

Métodos **anticoncepcionais** à base de **hormônio** podem ajudar a reduzir a quantidade de sangue e a duração da **menstruação** de alguém. Na verdade, há alguns métodos, como o **implante** e o **DIU** hormonal, que podem até interromper completamente a ocorrência de **menstruação** em algumas pessoas. E, sim, é totalmente seguro. Se isso é algo que te interessa, você definitivamente deve falar com um **profissional da saúde** em primeiro lugar. Ele poderá conversar com você sobre como mudar seu método atual ou ajudar a encontrar um novo, assim como falar sobre os possíveis efeitos colaterais.

OUVI DIZER QUE VOCÊ PODE SIMPLESMENTE MEDIR SUA TEMPERATURA EM VEZ DE USAR ANTICONCEPCIONAL, É VERDADE?

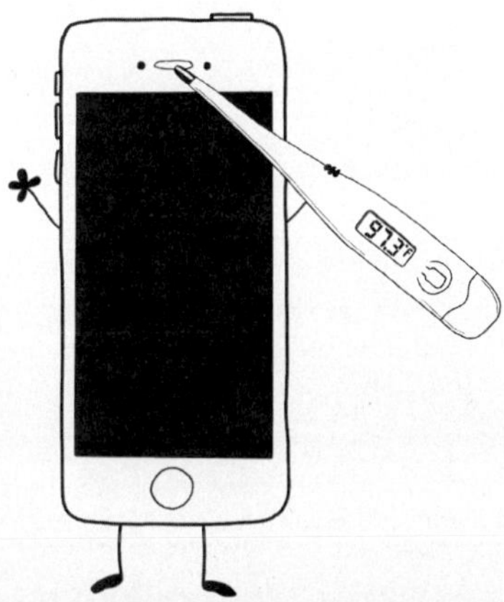

Bem, evitar uma **gravidez** é um pouco mais complicado do que apenas medir sua temperatura. Quando o corpo de uma pessoa está se preparando para liberar um **óvulo**, ou ovular, sua temperatura modifica. Medir a temperatura é apenas uma parte de um método **contraceptivo** chamado "monitorização da **fertilidade**". Esse método é chamado às vezes de **planejamento familiar** natural, método de calendário, método rítmico ou método de temperatura corporal basal. A pessoa monitora o **ciclo menstrual** (em qual momento fica menstruada e libera **óvulos**), a temperatura corporal e até mesmo os níveis **hormonais** para descobrir quando é mais provável de estar fértil. Ao fazer isso, a pessoa pode, portanto, saber quando deve evitar o **sexo**, de modo a não engravidar. Este método pode ser eficaz, mas é preciso muita prática e conhecimento do próprio corpo![35]

PERA AÍ, CAMISINHA TEM DATA DE VALIDADE?

Sim. Assim como o leite tem data de validade, as **camisinhas** também têm. Todos os **preservativos** têm uma data de vencimento impressa neles e é importante usá-los antes desta data. Uma vez que expirem, eles não talham como o leite, mas podem rasgar mais facilmente. Se você estiver prestes a ter relações sexuais e percebe que a data de validade da **camisinha** expirou, a melhor coisa a fazer é interromper o ato e pegar outro **preservativo**. Se não tiver outra **camisinha** disponível, você pode continuar curtindo e simplesmente parar antes do **sexo** acontecer, ou pode parar completamente e fazer outra coisa — como beber um copo de leite!

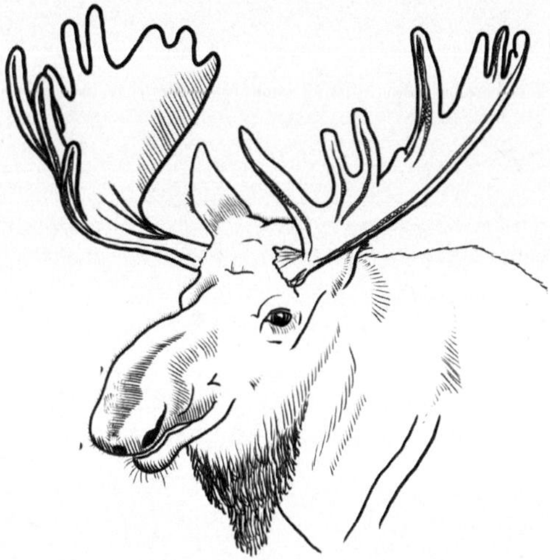

PESSOAS HOMOSSEXUAIS PRECISAM USAR PROTEÇÃO?

Não importa qual **identidade de gênero** ou **orientação sexual**, é sempre importante conversar sobre proteção com todos(as) os(as) parceiros(as) sexuais. A proteção pode ser diferente para cada relação. Mesmo que as pessoas não estejam preocupadas com **gravidez**, usar **preservativos** internos ou **externos** pode ajudar a reduzir o risco de **ISTs**. Fazer exames de **ISTs** regularmente e/ou entre parceiros(as) também pode ajudar a manter as pessoas protegidas.

EXISTE ANTICONCEPCIONAL PRA HOMEM?

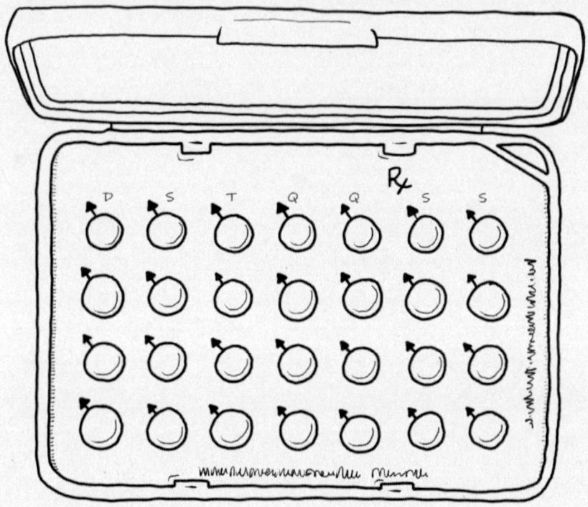

Sim, certamente existem opções de **contraceptivos** para pessoas com **pênis**. Primeiro: a opção mais eficaz é a **abstinência**/não transar. Se a pessoa quiser fazer **sexo** e estar protegida, ela pode usar um **preservativo** externo. Outra opção de controle de natalidade para pessoas com **pênis** é a retirada antes da **ejaculação** (método de **coito interrompido**), embora seja muito menos eficaz do que a **camisinha** na prevenção da **gravidez**, e não previna as **ISTs**. Outra opção para evitar **gravidez** mas que também não previne **ISTs** é uma cirurgia chamada **vasectomia**. A **vasectomia** é uma forma permanente de controle de natalidade, e pode não estar disponível para pessoas com menos de certa idade. Mais opções de como prevenir a **gravidez** estão sendo pesquisadas; portanto, novos métodos podem estar chegando em breve. Mesmo que uma pessoa com **pênis** não possa tomar a **pílula** ou usar o adesivo, ela pode ajudar o(a) parceiro(a) com lembretes de tomar o **anticoncepcional** e dividindo o custo.

POSSO USAR ABSORVENTE INTERNO COM O DIU?

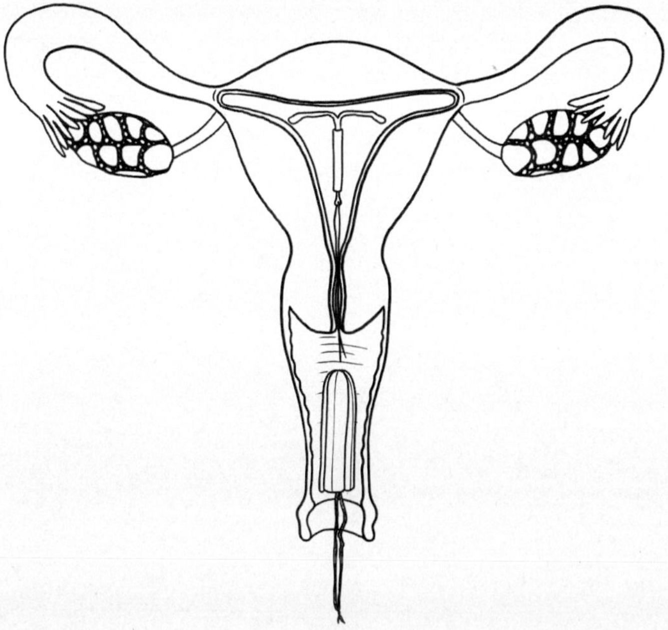

Claro! Muitas pessoas usam **absorventes internos** tendo **DIU**. Eles são inseridos na **vagina**, enquanto o **DIU** fica dentro do **útero** — dois lugares totalmente diferentes! Mesmo que os fios do **DIU** fiquem pendurados na **vagina**, não devem causar nenhum problema se uma pessoa usar um **absorvente interno.**

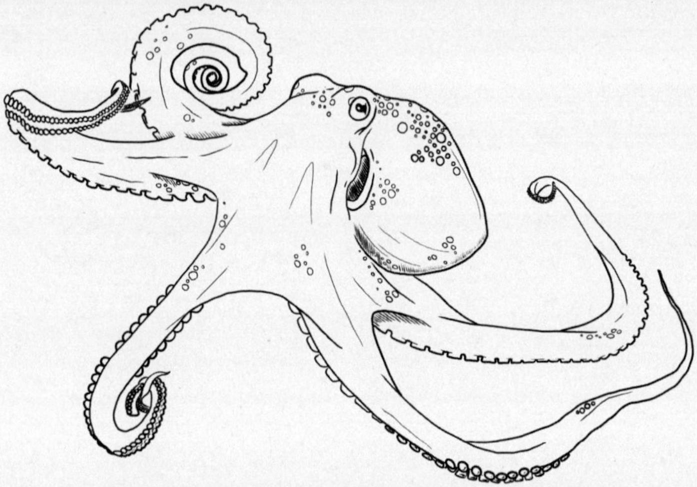

O IMPLANTE DÓI?

Não deveria! Antes da inserção do **implante contraceptivo** no braço, o médico ou o enfermeiro fará uma injeção de anestesia na área onde o **implante** irá ser colocado. Algumas pessoas podem achar esta injeção um pouco desconfortável, mas a inserção em si do **implante** não deve doer. Depois que ele estiver no lugar, a pessoa pode notar alguns hematomas e dores no braço nos dois dias seguintes. Se o braço se tornar muito dolorido ou a pessoa estiver tendo problemas para realizar as atividades normais, ela deve voltar ao médico imediatamente.

A retirada do **implante** é semelhante e também não deve ser dolorosa!

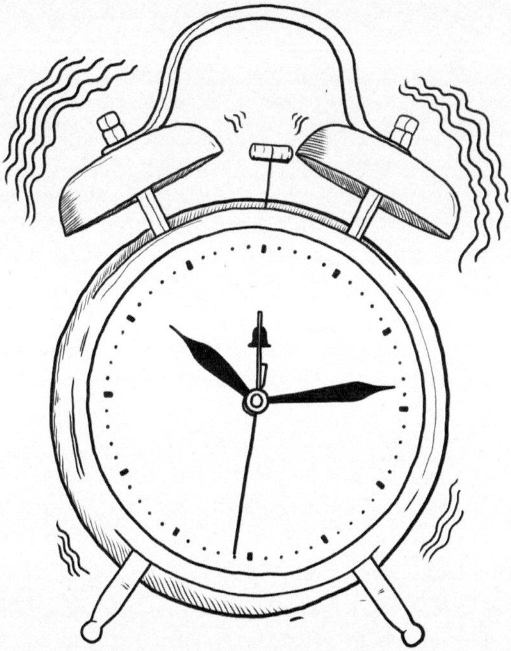

TOMEI MINHA PÍLULA FORA DO HORÁRIO. ISSO É RUIM?

Depende. Você está falando de um atraso de cinco minutos ou cinco dias? A **pílula** funciona melhor quando usada da maneira correta, todas as vezes, e isso significa tomá-la por volta da mesma hora todos os dias. Se a pessoa tomar seu **anticoncepcional** mais tarde do que o usual (como, por exemplo, no mesmo dia, mas mais tarde), sua eficácia (quão bem a **pílula** vai prevenir uma **gravidez**) pode diminuir. E se uma **pílula** for pulada, a pessoa deve consultar seu médico. Em caso de preocupação, é melhor usar um método de reserva, como a **camisinha**, até o retorno ao cronograma normal.

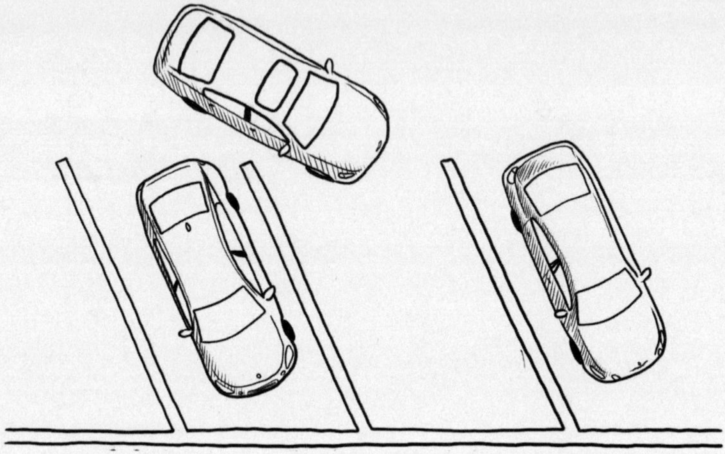

TIRAR ANTES DE EJACULAR REALMENTE FUNCIONA?

O método de **tirar antes de ejacular** é chamado também de **coito interrompido**. É quando a pessoa tira o **pênis** antes de ejacular para diminuir as chances de **gravidez**. A pessoa precisa conhecer seu corpo muito bem, e isso pode exigir prática. Usar um método de reserva, como a **camisinha**, até que a pessoa se sinta confiante em sua capacidade de retirar oferecerá proteção adicional.

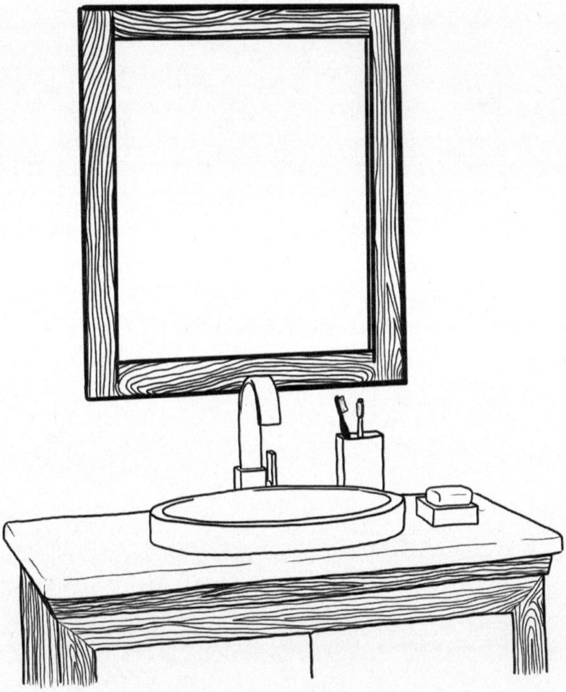

É CORRETO LAVAR UMA CAMISINHA E USAR DE NOVO?

Não, as **camisinhas** são de uso único! Usar um **preservativo** novamente o torna mais suscetível ao rompimento, e não há maneira de ter certeza de que todos os **espermatozoides**, bactérias ou vírus desaparecerão depois da lavagem. A proteção oferecida pelo **preservativo** comprovadamente só funciona quando ele é usado uma vez. Não faça isso! Use um novo **preservativo** para cada relação sexual.

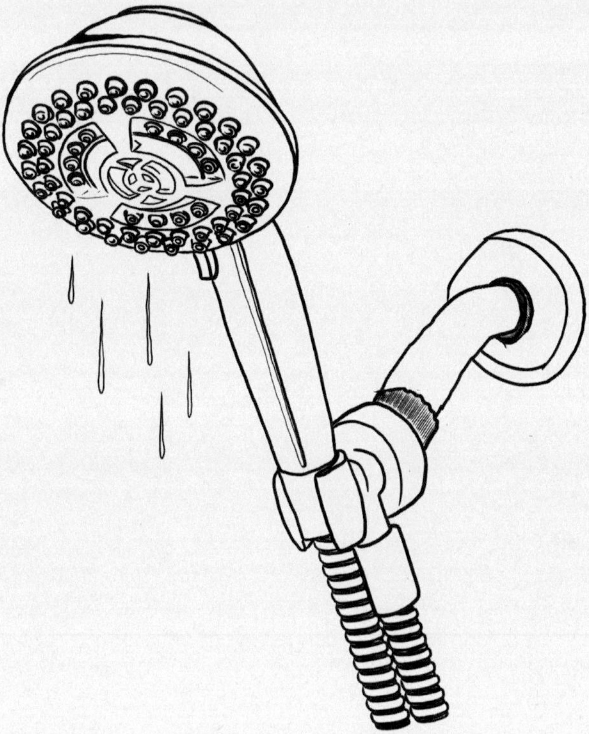

DÁ PRA USAR CAMISINHA NO CHUVEIRO OU NO MAR?

Os **preservativos** podem ser usados em água. O importante é se certificar de que a **camisinha** permaneça no lugar. É possível que a força da água no chuveiro ou do oceano faça o **preservativo** escorregar. A água também pode retirar a **lubrificação** natural ou à base de água, portanto, escolher um **lubrificante** de silicone pode ser mais confortável. As bactérias do oceano também podem entrar na **vagina/pênis** e causar irritação ou infecção. Logo, mesmo sendo possível, transar na água requer atenção a muitos detalhes diferentes em comparação com **sexo** "em terra"!

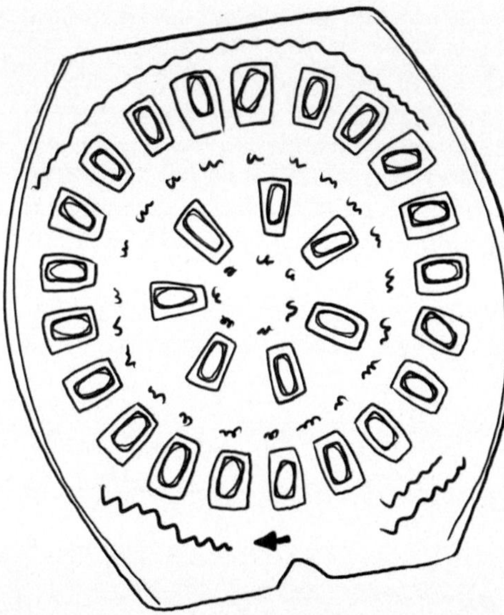

SE EU COMEÇAR A TOMAR PÍLULA HOJE JÁ POSSO TRANSAR DESPREOCUPADA MAIS TARDE?

Não tão rápido. As **pílulas anticoncepcionais** geralmente levam até sete dias para começarem a proteger a pessoa contra a **gravidez**, a menos que seu médico diga outra coisa. Usar um método de reserva, como **camisinhas**, pelo menos durante os primeiros sete dias, ajudará na proteção contra **gravidez** enquanto o corpo se ajusta aos comprimidos. Usar **preservativos** mesmo depois dos comprimidos começarem a funcionar continua protegendo contra **ISTs**.

COMO EU PEÇO PRO MEU NAMORADO USAR CAMISINHA?

Pode ser tão fácil quanto as seguintes abordagens: "Ei, vamos usar **camisinha**", "Que proteção devemos usar?" ou mesmo, "Eu não quero continuar a menos que utilizemos uma **camisinha**". Falar de proteção é realmente importante, mas não tem que ser constrangedor. Se posicionar sobre o que você quer ou não em qualquer experiência sexual ajudará você a se sentir mais confortável e protegido.

CAPÍTULO OITO

"POR QUE CORAÇÕES PARTIDOS DOEM TANTO?"

E OUTRAS PERGUNTAS SOBRE RELACIONAMENTOS

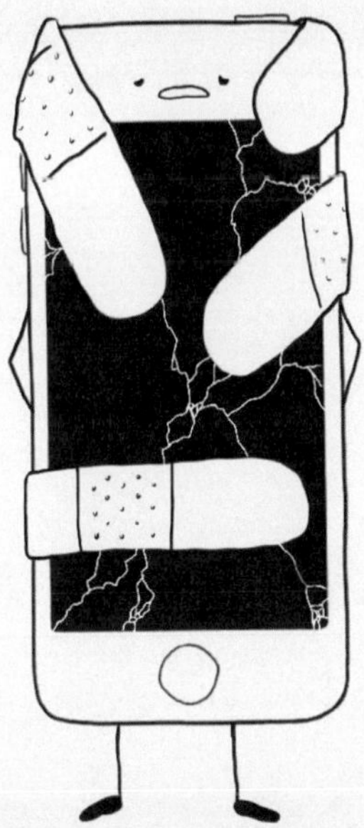

QUAIS SÃO OS SINAIS DE QUE EU OU ALGUÉM QUE EU CONHEÇO ESTÁ EM UM RELACIONAMENTO QUE NÃO É SAUDÁVEL?

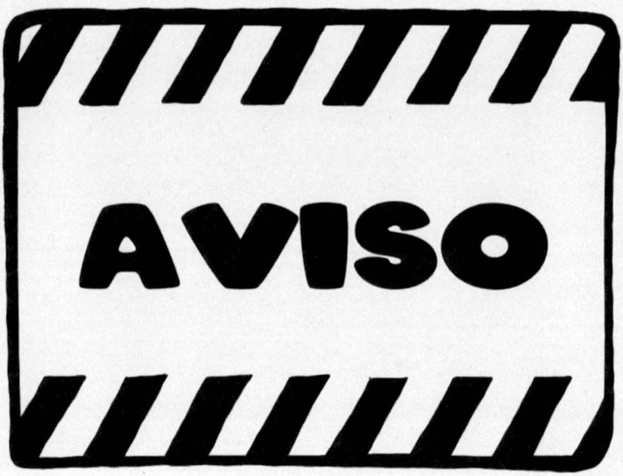

Há muitos sinais de que alguém pode não estar em uma relação saudável. Os indícios podem incluir o(a) parceiro(a) gritar ou brigar demais com a outra pessoa, olhar suas mensagens privadas, exigir senhas, segui-la, feri-la, não deixar que ela passe tempo com amigos ou família ou não lhe dar nenhum tempo para si própria. Um sinal importante o qual as pessoas normalmente ignoram é aquela sensação no estômago. Você sabe do que estou falando. É aquela que diz "algo não está certo"; mesmo que pareça que não há nada de errado, é importante dar atenção a esse sentimento. As duas pessoas envolvidas devem se sentir seguras e confortáveis no relacionamento. Se você ou um(a) amigo(a) estão preocupados(as) que uma relação não seja saudável, é importante falar com um adulto de confiança.

UM TEMPO AFASTADO É BOM PARA O RELACIONAMENTO?

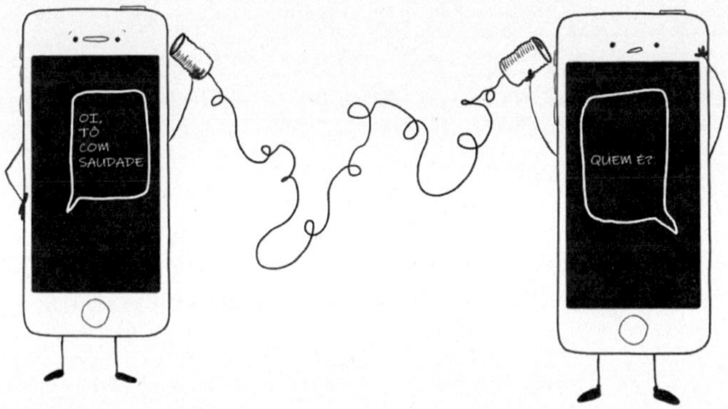

Assim como é importante passar tempo junto em um relacionamento, ter liberdade e independência também é. Todos merecem ter um tempo para si, tempo com amigos e familiares e tempo para fazer as próprias coisas — e o(a) parceiro(a) também! É comum que ambos queiram passar todos os momentos possíveis juntos no início de um relacionamento, mas, conforme as pessoas vão ficando mais confortáveis, elas podem começar a passar mais tempo separadas. Isso é normal e saudável. Algumas pessoas precisam ou querem mais tempo separadas do que outras e isso também é normal e saudável. Conversar sobre o que parece certo para cada pessoa ajuda todos a se sentirem bem no próprio relacionamento.

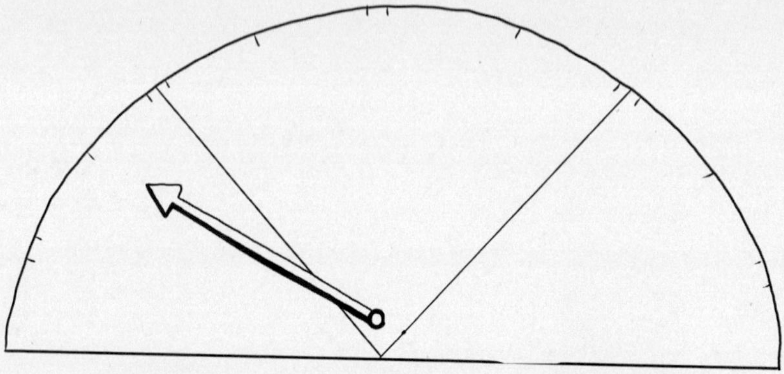

COMO EU POSSO SABER SE MEU RELACIONAMENTO É SAUDÁVEL OU NÃO?

Uma relação saudável não consiste em apenas dias ensolarados o tempo todo. Cada relacionamento é diferente, mas um relacionamento saudável deve incluir confiança, comunicação e respeito (e talvez alguns filhotinhos de cachorros ou gatos). É importante que os(as) parceiros(as) se comuniquem honestamente, compartilhem sentimentos (bons e ruins) e respeitem os limites, as dificuldades, as opiniões, os sentimentos e a privacidade um(a) do(a) outro(a). Mesmo em relacionamentos saudáveis pode haver momentos em que você irá discutir, discordar ou simplesmente precisar de algum tempo sozinho(a). Isso também é saudável, desde que todos se sintam respeitados! Todos merecem estar em uma relação que os faça sentir seguros e felizes (mesmo naqueles dias nublados).

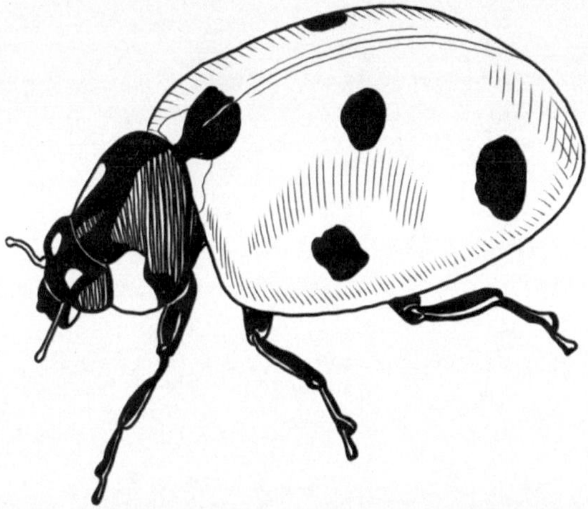

E SE A MULHER FOR A PESSOA ABUSIVA NA RELAÇÃO?

Qualquer pessoa pode ser abusiva, independentemente de seu **gênero**. Não importa quem está praticando o abuso, isso nunca está certo, e é importante obter apoio e ajuda se você sentir que está sendo abusado(a). O abuso pode ser físico, mental, emocional e sexual. Ninguém merece estar em uma relação abusiva.

COMO POSSO CONSEGUIR AJUDA SE EU ESTIVER NUMA SITUAÇÃO EM QUE ALGUÉM ME FAZ SENTIR INSEGURO?

Se você se sente inseguro(a) ou ameaçado(a) no momento, primeiro tente ver se há apoio perto de você. Se houver outras pessoas ao redor, vá diretamente a elas e peça ajuda. Se não houver ninguém por perto, tente calmamente se afastar da situação ou chame a polícia. Não precisa acontecer alguma coisa física com você para a situação ser ruim/desconfortável/insegura. Sempre que você se sentir inseguro(a) ou assustado(a) (mesmo que você apenas sinta que algo está estranho ou que não está certo) é importante buscar apoio e falar com um adulto em quem você confia. Lembra-se da sensação em seu estômago que diz "isso não está certo"? Afirmamos mais uma vez que está tudo bem em ouvir esse sentimento, mesmo que o que esteja acontecendo não pareça ser "grande coisa". Não importa o que aconteça, você não é o(a) culpado(a) — a culpa é somente de quem está assumindo a posição de ameaça.

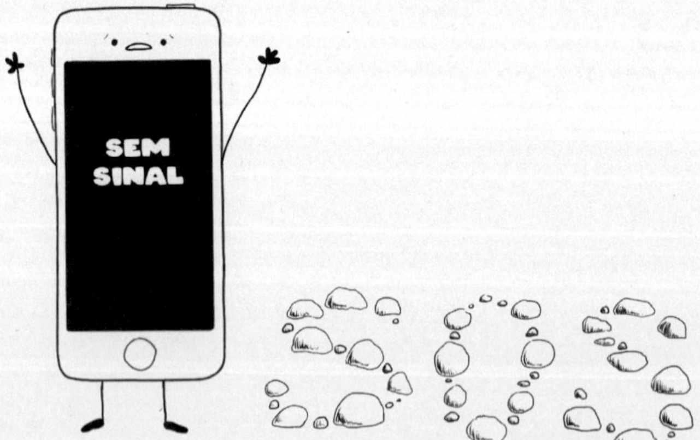

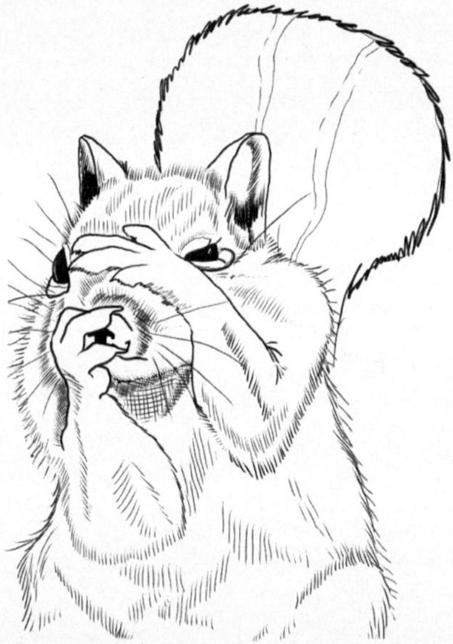

POR QUE AS PESSOAS COMETEM ABUSOS?

Há diferentes razões pelas quais alguém pode abusar de outra pessoa, incluindo o desejo de ter poder sobre ela, o desejo de controlá-la ou a própria insegurança da pessoa cometendo o abuso. Abusadores podem tentar fazer com que a pessoa que estão ferindo sinta como se a culpa fosse dela; podem fazer isso culpando a pessoa por deixá-los zangados, ou podem dizer que estão machucando a pessoa porque a amam. Lembre-se: o abuso nunca é bom em nenhuma situação e, se você estiver sendo abusado(a), saiba que a culpa não é sua.

POR QUE AS PESSOAS SIMPLESMENTE NÃO SAEM DE UM RELACIONAMENTO ABUSIVO?

Não é uma questão fácil de responder. As pessoas permanecem em relacionamentos por muitas razões. Deixar um relacionamento nem sempre é simples. Relacionamentos abusivos frequentemente seguem os mesmos padrões, com momentos de **amor** profundo e conexão (fase lua de mel), seguidos por construção de tensão e uma explosão abusiva. Este ciclo pode se repetir, de novo e de novo. As pessoas podem ficar em situações de abuso e em relações não saudáveis por medo, por falta de apoio externo, falta de dinheiro, trauma emocional e uma série de outras razões. Nunca devemos julgar alguém que permanece neste tipo de relacionamento. O que as pessoas em relacionamentos abusivos precisam mais do que tudo é do apoio de amigos e familiares. Se você notar que um(a) amigo(a) está em um relacionamento que não é seguro, ou se um(a) amigo(a) lhe disser que está sendo abusado(a), conversar com um adulto de confiança é importante. Mesmo que o(a) amigo(a) lhe peça para não contar, é importante obter apoio tanto para você como para ele(a). Esse apoio pode consistir em falar com um adulto de confiança, ligar para uma linha direta de denúncia ou conversar com a polícia.

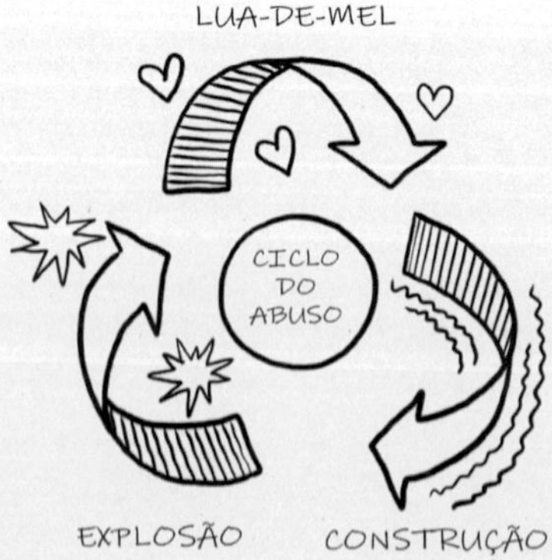

MINHA NAMORADA NÃO QUER QUE EU FIQUE PERTO DE OUTRAS GAROTAS, MESMO SENDO AMIGAS. ISSO É NORMAL?

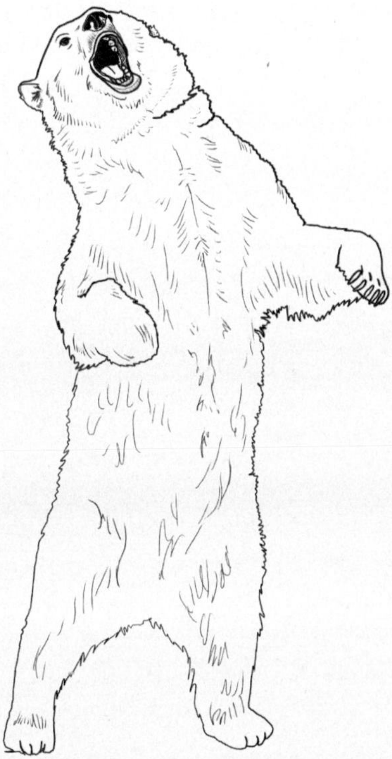

Você tem o direito de ter outros amigos, sem importar o **gênero** deles, e de ter essas relações de amizade respeitadas pelo(a) seu(sua) parceiro(a). Tentar controlar com quem o(a) parceiro(a) anda pode ser um sinal de **ciúmes**. O **ciúme** é uma emoção humana que quase todos sentirão em suas vidas (como quando você percebe que seus dois melhores amigos estão saindo sem convidar você). Nem sempre podemos controlar o que sentimos, mas podemos controlar o que fazemos com esses sentimentos. Ter amigos e passar um tempo com eles é saudável para você; uma vez que seu(sua) parceiro(a) respeita essa necessidade, é um sinal de confiança e respeito em um relacionamento. Se você se sentir desconfortável ou não gostar que seu(sua) parceiro(a) tenha feito este pedido de afastamento, é importante falar com ele(a) sobre isso.

DEVO DAR A MINHA SENHA PRO MEU NAMORADO?

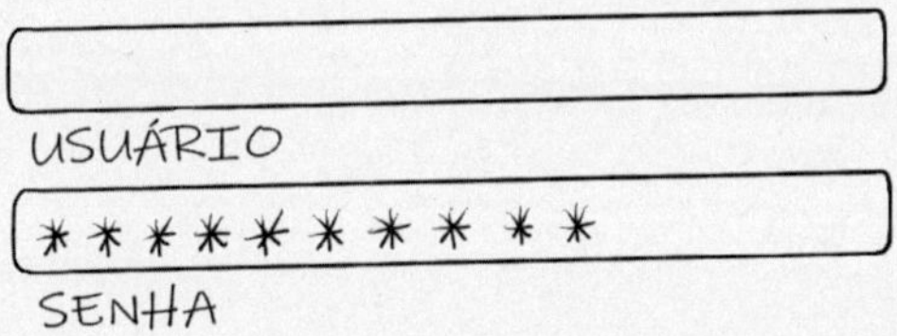

Depende. Se a sua senha for algo como EuSouMuitoLindo1234, talvez não a compartilhe, porque é constrangedora. Mas, de verdade, todos nós usamos senhas para proteger nossa privacidade e informações pessoais. Se você decide compartilhar suas senhas com o(a) parceiro(a) a escolha é sua. Em alguns relacionamentos, os(as) parceiros(as) compartilham suas senhas, e em outros não. Não é certo que alguém exija as suas senhas se você não estiver confortável para dá-las e você tem o direito de mantê-las privadas se desejar. Se estiver pensando se quer compartilhá-las, é importante refletir o porquê de seu(sua) parceiro(a) estar pedindo. Se for por não confiar no que você faz e no que diz, então, uma conversa mais profunda sobre o que significa *confiança* para cada um(a) de vocês pode ajudar. Se ele(a) estiver perguntando porque a escolha de EuSouMuitoLindo1234 é motivo para terminar, então, é diferente. De qualquer forma, você quem deve decidir o que é confortável para você.

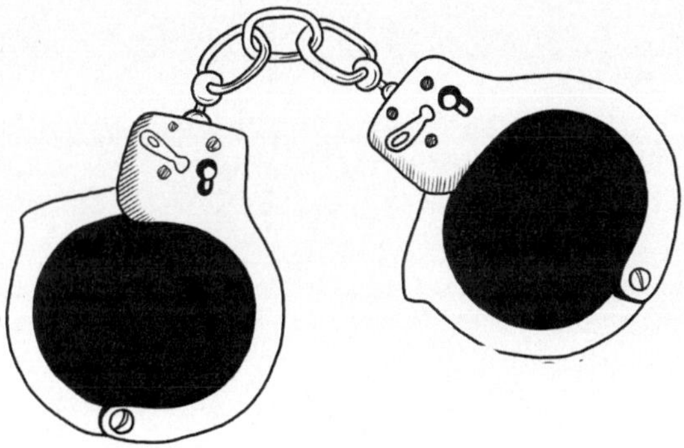

PODE DAR RUIM PRA MIM SE EU PRESSIONAR ALGUÉM A FAZER ALGUMA COISA?

Sim. Se uma pessoa pressionar outra a fazer algo sexual, ela pode se meter em grandes problemas com a lei, com a escola e/ou em casa. Nunca é correto pressionar alguém. Isso é simplesmente errado. Dar consentimento (dizer "sim" a atividades sexuais, incluindo tocar e beijar) tem que ser por livre e espontânea vontade. Se não for dado livremente, então, não é consentimento. Conversas sobre o que a outra pessoa quer, o que não quer e os limites de cada um dos envolvidos são necessárias em relacionamentos saudáveis. Quando alguém estabelece seus limites, é importante respeitá-los. Se os limites da pessoa não corresponderem ao que você está procurando em um relacionamento, então, decida se essa é a relação certa para você. Se não for a relação certa, tudo bem! Mas, se você concluir que é a relação certa para você, então estará aceitando os limites que o(a) parceiro(a) está estabelecendo.

Confira a parte sobre consentimento para saber mais!

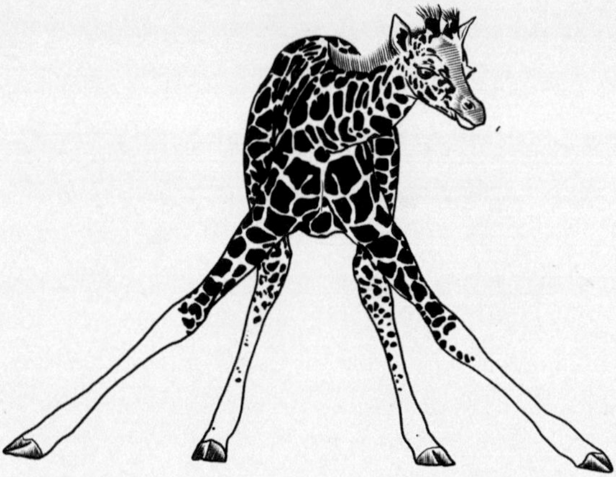

UMA PESSOA ME CHAMOU PRA SAIR, SENDO QUE EU NÃO QUERO, MAS TAMBÉM NÃO QUERO MAGOAR OS SENTIMENTOS DELA. O QUE EU FAÇO?

Essa é sempre uma situação chata. Somente você sabe o que é certo para você em termos de com quem sai e não há problema nenhum em dizer não. É possível que você possa ferir os sentimentos da pessoa ao recusar o convite dela, mas isso não é motivo suficiente para fazer algo que não lhe pareça certo. Ninguém quer sair com uma pessoa que só disse sim porque não queria fazer o outro se sentir mal. Eventualmente, você terá que ser honesto sobre seus sentimentos, e é muito mais gentil fazer isso de imediato. Alguns exemplos de como recusar um encontro são os seguintes: "sinto muito, mas não estou interessado", "não, obrigado" e "eu gosto de estar com você como amigo(a), podemos continuar dessa forma?" Ser honesto e assertivo sobre seus sentimentos não significa que você esteja sendo indelicado.

POR QUE UM CORAÇÃO PARTIDO DÓI TANTO?

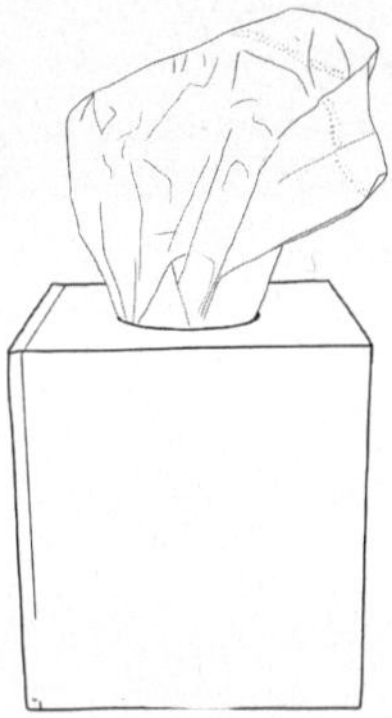

Corações partidos doem porque a pessoa está lidando com a realidade de que as coisas não são como ela quer que sejam. Por exemplo, talvez alguém não goste da pessoa da forma que ela espera, talvez ela esteja lidando com uma separação ou talvez esteja sentindo falta de alguém. Quase todos terão o coração partido em algum momento de suas vidas. Algumas pessoas descrevem sentir a sensação de uma dor física no peito, como se o coração realmente doesse. Muitas pessoas têm uma gama de emoções: ficam tristes, zangadas, desapontadas, irritadas, aliviadas, confusas e tantas outras. Esses sentimentos podem mudar de um dia para outro ou mesmo de uma hora para outra e, geralmente, ficam um pouco mais fáceis de se lidar com o passar do tempo. Às vezes, as pessoas não querem se separar, o que pode ser especialmente difícil, e às vezes o fazem, mas ainda se preocupam com o(a) ex-parceiro(a). Essas emoções podem ser muito intensas e até mesmo avassaladoras. Se ficar pesado demais, falar ou escrever sobre seus sentimentos pode ajudar. Mesmo que os términos possam ser difíceis, é importante haver o respeito dos(as) envolvidos(as) pelas decisões de cada um(a).

Dicas para lidar com uma separação:

- Não guarde seus sentimentos para você — encontre uma pessoa para conversar
- Saia com amigos
- Sorvete
- Dê a si mesmo algum espaço longe do ex
- Mais sorvete (a menos que você seja intolerante a lactose... nesse caso, que tal biscoitos?)

COMO SABER SE DEVO TERMINAR OU CONTINUAR COM MEU NAMORADO?

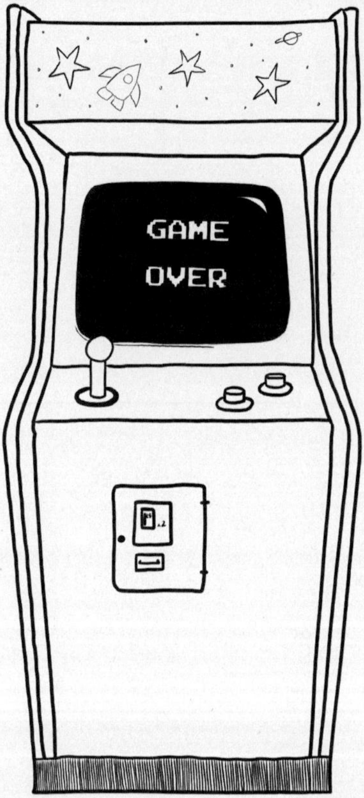

Não seria bom se um relacionamento fosse igual a um videogame para que fosse possível apertar o *reset*? Mas, infelizmente, não é assim que funciona, e nós não podemos simplesmente começar tudo de novo. Portanto, ao começar a pensar que seu relacionamento está chegando ao fim, considere se você está feliz e se está recebendo o que precisa de seu(sua) parceiro(a). Não há problema em querer terminar o relacionamento, mesmo que você não saiba a razão. Às vezes, falar sobre o assunto pode ajudar. Fale com a pessoa para saber como ela está se sentindo sobre o relacionamento e com seus amigos ou familiares para que eles teçam suas considerações. Relacionamentos requerem muito trabalho e às vezes é preciso decidir se vale a pena continuar lidando com os problemas. Em alguns relacionamentos é mais fácil identificar o porquê das coisas não estarem funcionando, e em outros não. Relacionamentos românticos são relações nas quais escolhemos estar. No final, a escolha de permanecer em um relacionamento depende de você.

O QUE FAZER SE EU E MEU AMIGO GOSTARMOS DA MESMA PESSOA?

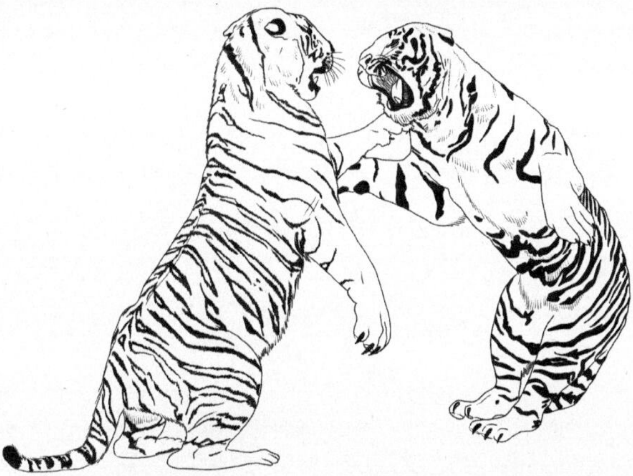

Sim, isso pode ser difícil. Você não pode controlar por quem se sente atraído(a), e seu(sua) amigo(a) também não, mas vocês podem controlar o que fazem a respeito disso. Quando você tem um *crush* em alguém, você pode escolher guardar para si mesmo, compartilhar ou dizer à pessoa que você gosta dela. Quando você e um(a) amigo(a) estão atraídos(as) pela mesma pessoa, pode ser muito mais complicado. Falar com ele(a) sobre seus sentimentos e sobre o que você quer fazer pode ajudar; em seguida, dê atenção à reação dele(a). Dependendo do que decidir, é possível que isso mude o relacionamento de vocês. Não importa o que decidam, é importante que sejam respeitosos um(a) com o(a) outro(a).

O QUE É O AMOR?

O **amor** romântico não é fácil de definir. A maioria das pessoas diria que é um forte sentimento de carinho ou desejo por outra pessoa. Alguns sinais de que uma pessoa está apaixonada incluem pensar em alguém frequentemente, sentir-se atraída por ele(a) e ficar animada sempre que está perto dele(a) (às vezes nervosa, também). Mas, cada pessoa pode sentir **amor** e experimentá-lo de maneiras diferentes! Falar com alguém de confiança, como um amigo ou membro da família, pode ajudar você a entender o que está sentindo.

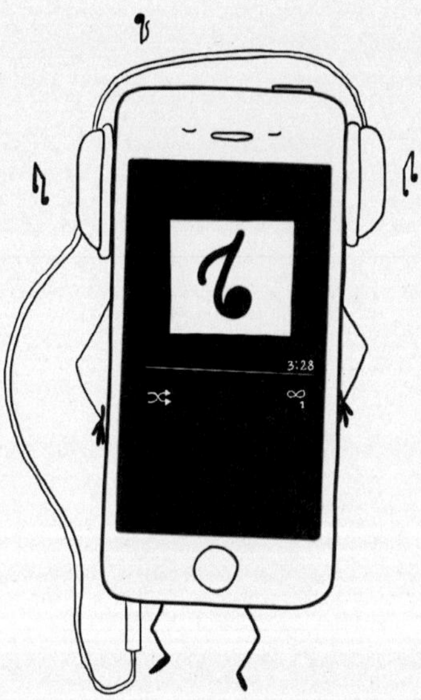

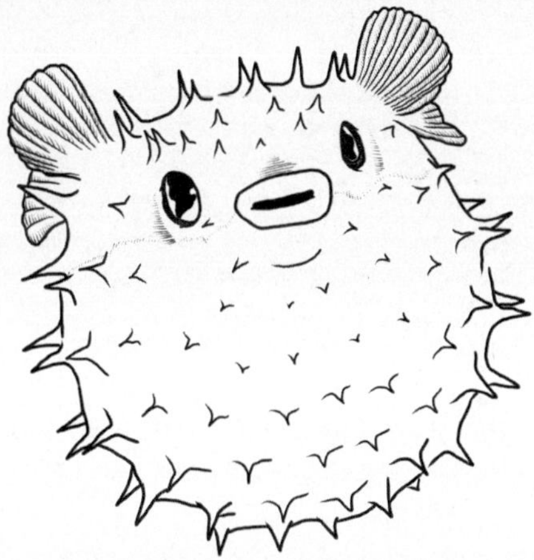

SERÁ QUE ALGUM DIA ALGUÉM VAI GOSTAR DE MIM?

Adivinhe só: todas as pessoas se perguntam isso em algum momento da vida, e, honestamente, quer você saiba disso ou não, alguém provavelmente tem um *crush* em você (ou acabará tendo). Quando isso acontecer, você pode ou não gostar da pessoa também. Da mesma forma, você pode estar gostando de alguém que não sente o mesmo por você. Pode ser doloroso quando não retribuem nossos sentimentos, mas não podemos obrigar ninguém a ter sentimentos por nós. Aguente firme, você vai encontrar alguém. Todos merecem estar com alguém que sinta o mesmo, de maneira recíproca.

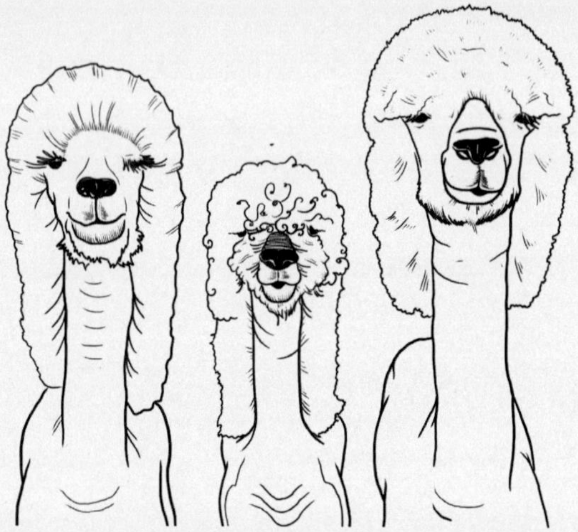

E SE MEUS PAIS OU MEUS AMIGOS NÃO GOSTAREM DO MEU PARCEIRO... O QUE EU FAÇO?

É realmente difícil quando quem amamos não apoia nosso relacionamento. Entretanto, você pode decidir o que é melhor para você e se quer permanecer em um relacionamento com um(a) determinado(a) parceiro(a). Alguns amigos e familiares podem ver coisas em nosso relacionamento que nós não vemos. Muitas vezes os adultos em nossas vidas têm mais experiência com relacionamentos e podem nos dar bons conselhos. Eles conseguem notar comportamentos controladores, **ciúmes** ou outras coisas que talvez não sejam saudáveis. Pode ser útil falar com eles sobre suas preocupações. Tudo isso pode proporcionar uma oportunidade para que você demonstre às demais pessoas importantes da sua vida o quanto você gosta de seu(sua) parceiro(a) e como seria legal se elas te apoiassem. Geralmente, essas pessoas só querem o que é melhor para você.

CAPÍTULO NOVE

"COMO DIGO NÃO AO MEU PARCEIRO?"

E OUTRAS PERGUNTAS SOBRE O CONSENTIMENTO

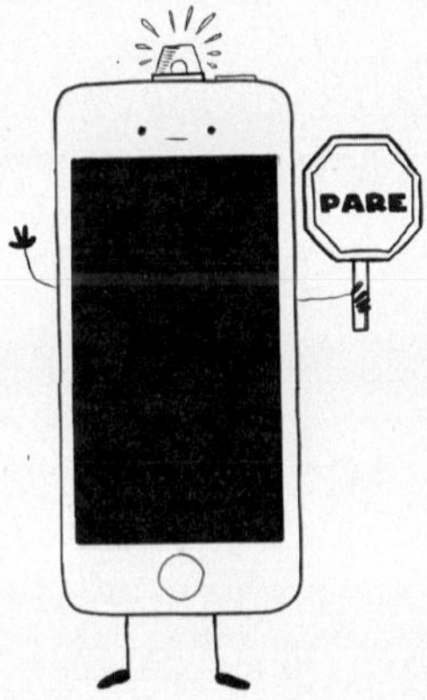

Aviso de gatilho
Falar sobre consentimento e **abuso sexual** pode causar muitas emoções. Este capítulo engloba tópicos sobre abusos físicos, emocionais e sexuais. Por favor, cuide de si mesmo quando ler e fale com um adulto de confiança se precisar de apoio.

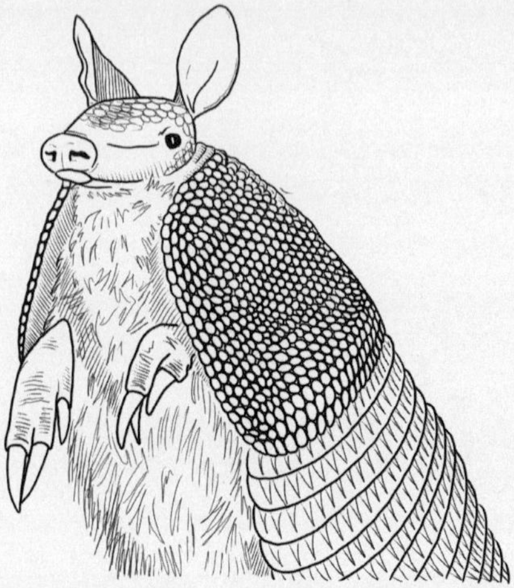

O QUE É CONSENTIMENTO?

Em termos simples, consentimento é dar permissão. Mais especificamente aqui, o consentimento é dizer "sim" a uma atividade sexual. É importante conseguir o consentimento de alguém sem usar **coerção** (força). Uma forma de entender o consentimento é pensar na sigla FRIES*. FRIES é uma abreviação para:

F (*Freely given*): dado livremente (livre de pressão, influência ou ameaça). O consentimento deve ser sempre dado livremente. Se você se sentir pressionado(a) ou sentir que alguém está lhe forçando ou tentando convencê-lo(a) a fazer algo que você não quer fazer, então não estará dando consentimento livremente. Você deve estar entusiasmado(a) para fazer a atividade, não relutante!

R (*Reversible*): reversível (o consentimento dado ontem não vale para

* No inglês, *fries* significa "batatas fritas", o que cria uma referência direta para ajudar os mais jovens a memorizar. [N.E.]

hoje e assim por diante, e as pessoas podem mudar de ideia quando quiserem). Isso mesmo, você pode dizer "sim" a uma certa atividade sexual e então mudar de ideia e nunca mais voltar a realizá-la, ou pode decidir por pular essa atividade e fazer outra coisa em vez disso. Sabe o que mais? Você pode mudar de ideia até mesmo no meio de uma atividade sexual e pedir para o(a) parceiro(a) parar, e ele(a) terá de respeitar.

I (*Informed*): informado (as pessoas sabem com o que estão concordando e possuem todas as informações de que precisam antes de dizerem sim — isso também significa que devem estar sóbrias e despertas). Sim, você leu certo — sóbrio(a). "Sóbrio" significa que todos(as) os(as) envolvidos(as) entendem o que vai acontecer, estão capacitados(as) para falar sobre o que querem e não querem e podem informar à outra pessoa se e quando quiserem parar.

E (*Enthusiastic*): entusiasmado (o consentimento sexual deve ser dado alegremente, quando ambas as pessoas gostam e se sentem bem com aquilo). Um sim entusiasmado é o melhor sim!

S (*Specific*): específico (consentimento para cada relação, cada vez). Sim. Toda santa vez.[36]

Aqui estão algumas ideias de formas de obter consentimento que você pode usar para perguntar ao seu(sua) parceiro(a):

- Você gosta disso?
- Qual é a sensação disso?
- Eu realmente quero __________, o que você acha?

A PESSOA PODE MUDAR DE IDEIA MESMO TENDO CONCORDADO EM TRANSAR?

Absolutamente sim. O **sexo** só deve acontecer se ambas as pessoas quiserem que aconteça. A pessoa tem o direito de mudar de ideia a qualquer momento, inclusive depois de ter concordado em fazer **sexo** ou depois de já ter começado a transar. Se uma pessoa diz não, ela deve ser respeitada e todo contato sexual deve parar imediatamente.

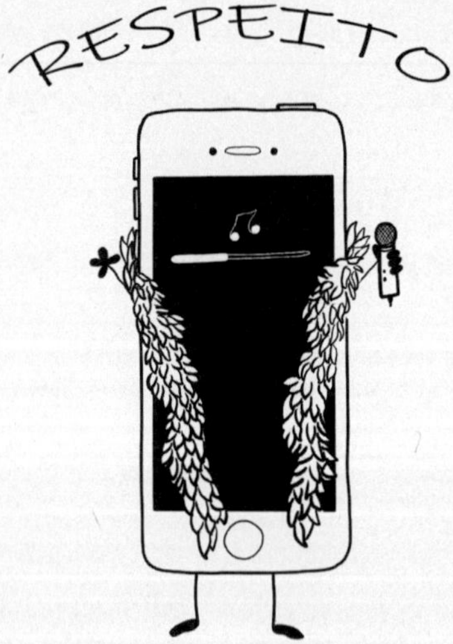

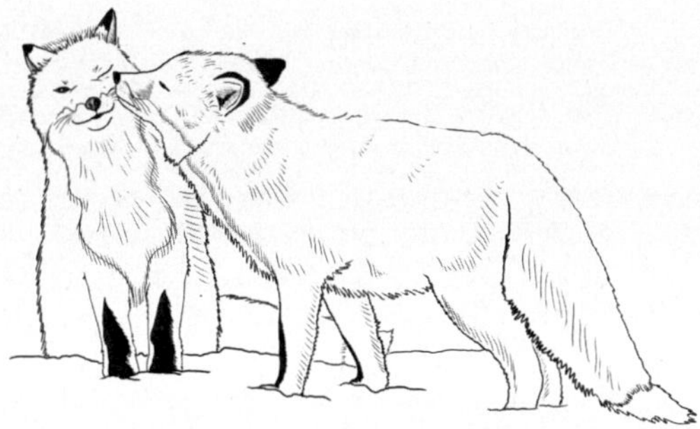

NÓS TRANSAMOS COM FREQUÊNCIA. EU REALMENTE PRECISO PEDIR CONSENTIMENTO TODA VEZ?

É através do consentimento que uma pessoa sabe se o(a) parceiro(a) está com vontade e confortável com a experiência sexual. Todo relacionamento deve incluir respeito, portanto, certificar-se de que ambos(as) querem ter relações sexuais, *toda vez*, demonstra respeito. Obter e dar consentimento para o **sexo** pode ser diferente de acordo com o casal; descobrir o que funciona para você e os(as) parceiros(as) é igualmente importante. Tenha em mente que só porque uma pessoa disse "sim" uma vez (ou centenas de vezes) não significa que dirá o mesmo na vez seguinte. Às vezes, as pessoas podem estar cansadas, estressadas ou simplesmente não estarem afim — e a única maneira de saber com certeza é perguntando a elas!

Para saber mais sobre como pedir consentimento, confira a página 253!

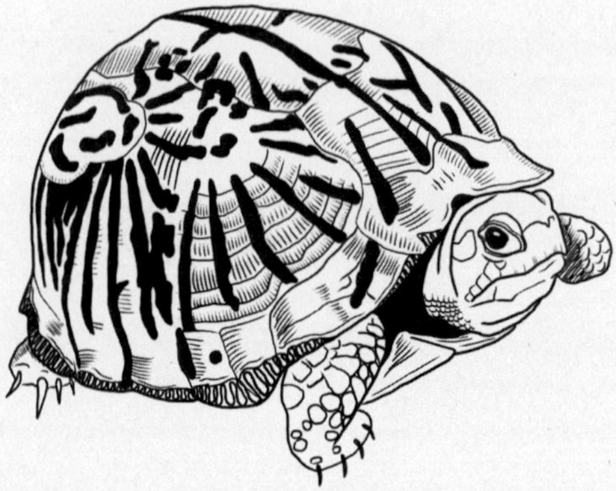

TEM COMO MULHERES ESTUPRAREM HOMENS?

Estupro é **sexo** sem consentimento. Toda vez que uma pessoa força outra a fazer qualquer coisa sexual que ela não queira, é uma **agressão sexual**, que pode incluir **estupro**. **Agressão sexual** pode acontecer a qualquer **gênero** e ser cometida por qualquer **gênero**. Nunca é certo fazer algo sexual que a pessoa não queira; mesmo que ela pareça "excitada", isso não significa que ela quer transar. Um **pênis** ereto ou uma **vagina** molhada não significam que uma pessoa queira ter relações: isso é apenas uma reação corporal natural, e as reações não são consentimentos. Todos os limites devem ser respeitados, sempre.

COMO DIGO NÃO AO MEU PARCEIRO?

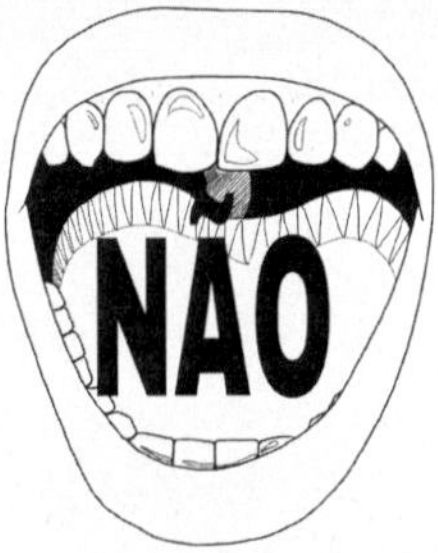

É importante dizer o que você quer e não quer. Algumas pessoas acham empoderador dizer não, enquanto outras podem se sentir ansiosas se precisarem fazer isso, até mesmo evitando. Praticar maneiras de dizer "não" em cenários diferentes pode ser útil. "Você pode parar, por favor?", "eu não estou confortável com isso" ou "não, isso não é o que eu quero neste momento" são formas de deixar claro para o(a) parceiro(a) que você quer que ele(a) pare. Às vezes dizer "não" significa parar o que está fazendo, não avançar ou dar um passo atrás. Se você quiser dizer "não", mas precisar de um pouco mais de tempo para descobrir como fazer, você pode ganhar algum tempo usando uma tática de atraso. Vá ao banheiro ou saia para fazer um telefonema; deixe as coisas pausadas até que você esteja pronto(a) para falar. Apenas lembre-se de que você merece que seus limites sejam respeitados e que tem todo o direito de dizer "não", mesmo que seja para alguém você gosta.

Se alguém disser não a você, qualquer que seja a atividade que esteja acontecendo, você precisa parar imediatamente. Não é certo continuar, tentar fazer com que a pessoa mude de ideia ou ameaçá-la. É sempre importante respeitar os limites do(a) parceiro(a).

O QUE FAZER SE ALGUÉM ME PRESSIONAR A TRANSAR?

Nunca é correto que alguém pressione uma pessoa a fazer **sexo**. De fato, é contra a lei. Todos merecem ter um(a) parceiro(a) que respeite seus limites. Se alguém está tentando pressioná-lo(a), você tem o direito de se afastar da situação. O que a pessoa está fazendo é errado, e você não tem que fazer nada que não queira. Se alguém estiver pressionando você ou não estiver respeitando seus limites, encontrar um adulto de confiança ou um conselheiro para conversar pode ser realmente útil. Um adulto de confiança pode ajudar a elaborar um plano sobre o que fazer em seguida. Alguns podem apenas querer conversar sobre o que aconteceu e outros podem querer fazer uma denúncia à polícia. Lembre-se: como forçar alguém a transar é ilegal, um boletim de ocorrência pode precisar ser feito (dependendo do que aconteceu, da idade da pessoa e das leis). Não importa a sua escolha: só não se esqueça de que não é culpa sua.

Há muitas pessoas que podem te ajudar a denunciar um abuso além da própria polícia. Há lugares, inclusive, em que algumas pessoas são obrigadas por lei a denunciar abusos de menores de 18 anos assim que tomam conhecimento do fato.

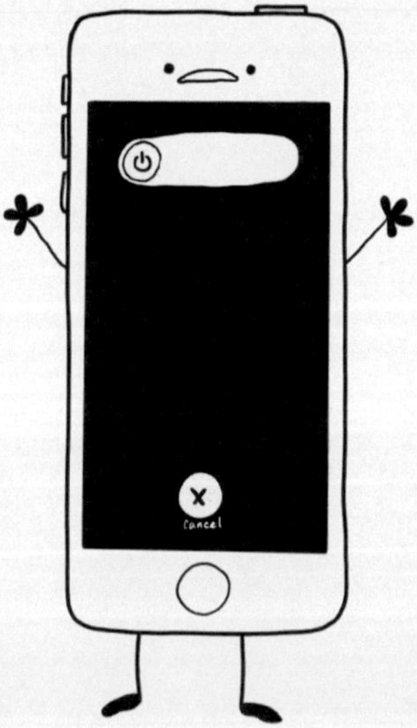

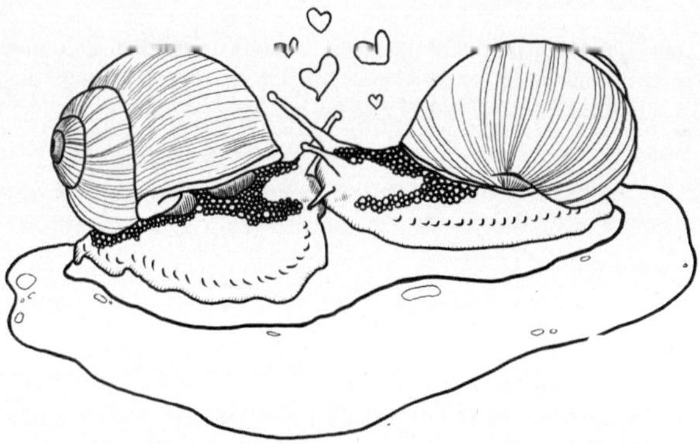

POR QUE É TÃO DIFÍCIL PARAR DEPOIS QUE A GENTE COMEÇA A SE PEGAR?

"Ficar" com uma pessoa (trocar beijos, abraços e carícias) pode ser muito bom e pode ser excitante sexualmente. Às vezes, quando algo dá sensações boas, é difícil parar. Pense em quando você está comendo seu biscoito favorito — pode ser bem difícil parar de comê-lo, certo? Saber e decidir o que você está e não está confortável em fazer sexualmente antes de começar a "ficar" com alguém pode ajudá-lo(a) a saber quando é a hora de diminuir o ritmo. Se estiver confuso(a) em meio a uma determinada situação, pare de tocar e de beijar e pense sobre o que quer fazer naquele momento. Tome um minuto para pensar — você pode até dizer que precisa ir ao banheiro, só para dar a si mesmo(a) algum tempo para descobrir o que quer fazer. Pode ser difícil dizer "não" a alguém de quem você gosta porque se preocupa em ferir os sentimentos alheios. No entanto, os seus sentimentos e limites são tão importantes quanto os da pessoa, ninguém deve fazer você sentir que seus limites não são importantes.

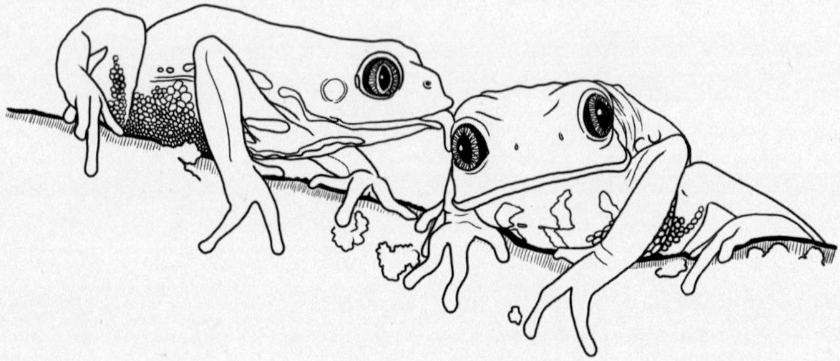

POR QUE É TÃO DIFÍCIL DIZER NÃO PRA PESSOA QUE A GENTE GOSTA?

Quem nunca teve um momento em que pensou: "O que estou fazendo? Por que eu disse 'sim' a isto?" (Como naquele encontro em que você aceitou fazer trilha e escalada, sendo que tem medo de altura.) Gostar de alguém pode nos levar a fazer algumas coisas bobas e nos empurrar para fora da nossa zona de conforto. Quando você quer que alguém goste de você, ou quer impressioná-lo(a), pode ser difícil pensar claramente por causa de toda a adrenalina e **hormônios** correndo dentro de você, especialmente quando esses sentimentos são excitantes e dão uma sensação boa. Também pode ser difícil dizer "não" se você não quiser deixar seu(sua) parceiro(a) chateado(a) ou se não tem certeza de quais atividades sexuais se sente à vontade. Quando disser "sim" a uma atividade sexual, deve ter certeza de que sabe com o que está concordando. Você também deve saber como se manter seguro enquanto toma novos riscos sexuais. Sim, é muito a ser considerado. Pensar no que te deixa confortável ou desconfortável antes de mergulhar de cabeça em um novo relacionamento pode ajudar você a se manter dentro de seus limites.

E SE ALGUÉM FICAR COM RAIVA DE MIM POR DIZER NÃO?

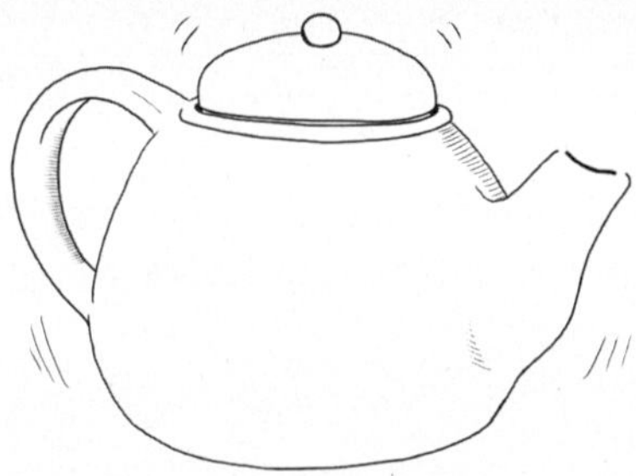

Lembre-se: está tudo bem dizer "não", e quando você faz isso, merece ser respeitado. É claro que, quando você diz "não", seu(sua) parceiro(a) pode ficar chateado(a) ou frustrado(a). E também está tudo bem nisso. Mas, se alguém ficar com raiva e fizer com que você se sinta inseguro(a), deixe a situação imediatamente, se puder, e pense em ligar para alguém para pedir ajuda. (Se você se sentir em perigo real, não hesite em ligar para a polícia.) Se você estiver se referindo a um(a) parceiro(a) que fica apenas frustrado(a) ou irritado(a) diante de um "não", lembre-se que você merece ter seus limites respeitados sempre. Se a pessoa se preocupa com suas necessidades da mesma maneira que se importa com as próprias, ela irá ficar aborrecida, mas irá superar isso e tratá-lo(a) com o respeito que merece. Permaneça fiel a você. Se seu(sua) parceiro(a) não superar a frustração e não demonstrar respeito e gentileza, reconsidere se este é um bom relacionamento. De qualquer forma, não mude de ideia só porque alguém ficou furioso(a) com você.

O QUE EU FAÇO SE RECEBER UM NUDE?

Uau, talvez você não estivesse esperando por isso! Algumas pessoas enviam fotos nuas do nada, e outras podem tentar enviá-las como uma forma de flertar. Não importa qual seja o caso, se uma pessoa menor de dezoito anos recebe um "**nude**", é contra a lei. Se a pessoa na foto tiver menos de dezoito anos, também é contra a lei. E, adivinhe só, encaminhar a imagem (mesmo que para seus amigos) também é contra a lei. Se você receber um "**nude**", o melhor que pode fazer é conversar imediatamente com um adulto de confiança para garantir que está seguro.

Enviar fotos nuas também pode ser chamado de ***sexting***. Mas lembre-se: você não pode controlar o que acontece depois que clica em enviar. Sempre que enviar alguma coisa ou publicar online, é uma boa ideia pensar em quem poderá ver aquilo, o que pode acontecer no post e se o conteúdo pode deixar você ou outra pessoa desconfortável.

SE DUAS PESSOAS ESTIVEREM BEBENDO, SIGNIFICA QUE NÃO PODEM TRANSAR?

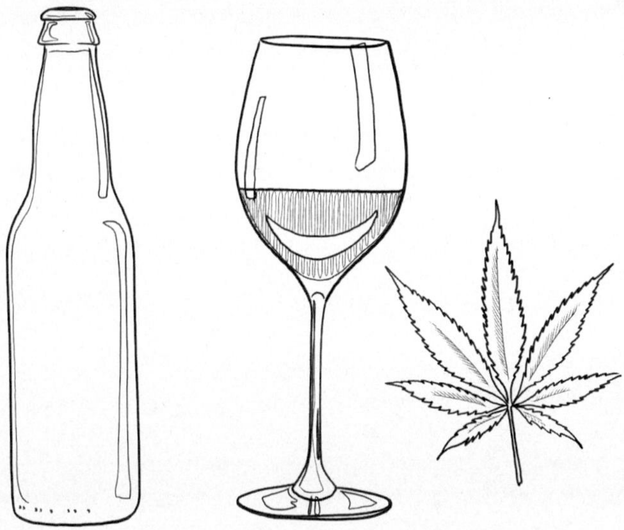

Estar sóbrio garante que as pessoas saibam para o que estão dizendo sim, pois o julgamento delas não está afetado por substâncias. Lembre-se do consentimento e da sigla *FRIES* (página 252). Para poder consentir entusiasticamente a uma atividade sexual, as pessoas devem ser capazes de entender para o que estão dizendo "sim". Isto nem sempre é possível quando estão bêbadas ou chapadas. Sem mencionar que, dependendo de onde você está, isso pode ser contra a lei! Em todos os Estados Unidos, por exemplo, beber álcool ou usar maconha recreativamente com menos de 21 anos é contra a lei.**

** No Brasil, a idade mínima para consumo de álcool é 18 anos. A maconha é considerada droga ilícita no país inteiro. [N.E.]

OS HOMENS SE APROVEITAM DAS MULHERES PORQUE QUEREM OU PORQUE ESTÃO BÊBADOS?

Poder, controle e insegurança são algumas das razões pelas quais pessoas, não apenas homens, podem tirar vantagem de outras ou desrespeitar seus limites (mais exemplos de como as pessoas abusam do poder e do controle na roda a seguir). Algumas pessoas dizem que estar bêbadas as fazem ter comportamentos que não teriam normalmente. Seja qual for o motivo, não é desculpa. Nunca é correto cruzar os limites sexuais de alguém.

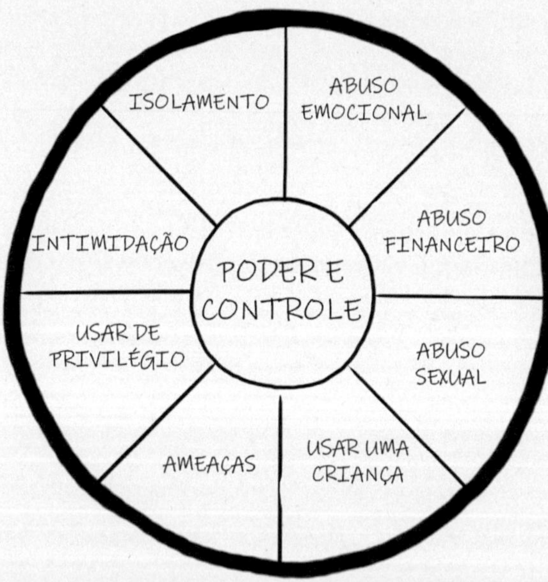
PODER E CONTROLE
ISOLAMENTO
ABUSO EMOCIONAL
ABUSO FINANCEIRO
ABUSO SEXUAL
USAR UMA CRIANÇA
AMEAÇAS
USAR DE PRIVILÉGIO
INTIMIDAÇÃO

COMO POSSO PEDIR POR CONSENTIMENTO SEM SER ESTRANHO?

Pedir consentimento pode ser confortável (e até mesmo sexy). Saber que você e seu(sua) parceiro(a) concordam com o que está acontecendo pode ajudar a se sentir mais relaxado e confiante para que ambos(as) aproveitem ainda mais. Obter consentimento é simples, como perguntar a alguém se quer fazer algo ou se está confortável com o que está acontecendo. Não tem que ser uma conversa longa, mas tem que acontecer.

Sugestões sensuais:

- Você quer fazer ____________?
- Como você se sentiria se eu fizesse ______________ com você?
- Isso é bom?
- Você gosta disso?
- Você está bem?

SE EU VIR ALGO QUE NÃO É CONSENSUAL ACONTECENDO, COMO POSSO AJUDAR?

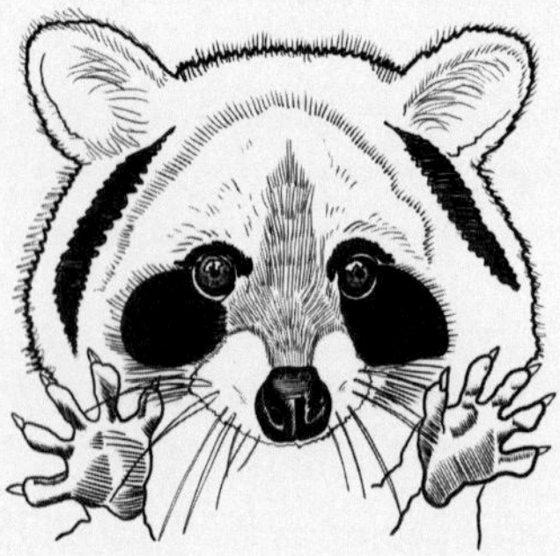

Pode ser difícil dizer à distância se alguém deu ou não consentimento para outra pessoa. Uma pessoa que não deu consentimento pode estar visivelmente tentando se afastar de alguém e parecendo desconfortável, estar inconsciente ou bêbada, dizendo verbalmente "não" e/ou até empurrando alguém para longe. Às vezes, pode parecer estranho intervir, mas se o que está acontecendo está deixando você desconfortável ou se você souber que é errado, é importante certificar-se de que a pessoa está bem. Se a situação não é segura, busque ajuda. Isso é chamado de *bystander intervention* (intervenção de espectadores).

Dicas de como intervir:[37]

- Seja direto. Pergunte à pessoa que está parecendo precisar de ajuda se ela está bem e se precisa de qualquer ajuda.
- Peça ajuda a alguém se você vir alguma coisa.
- Atrapalhe criando uma distração, chamando atenção para a situação ou separando as pessoas em conflito.

O QUE A LEI DIZ SOBRE CONSENTIMENTO?

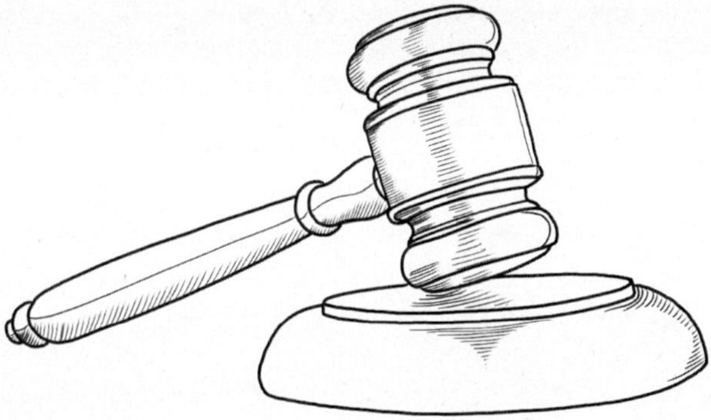

Nos Estados Unidos, cada estado tem uma lei diferente sobre consentimento.*** Se você quiser conhecer as leis de determinado estado, pode encontrar facilmente na internet. Alguns lugares têm leis sobre a idade que uma pessoa deve ter para dar consentimento, quantos anos seu(sua) parceiro(a) pode ter e/ou qual a relação permitida entre eles. É importante que antes de uma pessoa iniciar uma **relação sexual** ela conheça as leis e como elas podem afetar suas decisões.

*** No Brasil, a idade para consentimento sexual é de 14 anos. Qualquer ato sexual com menores de 14 anos é considerado estupro de vulnerável. Ainda assim, maiores de 18 anos que praticam atividade sexual consentida com menores de idade, ainda que estes estejam acima da idade de consentimento legal, podem ser condenados por crime de assédio sexual. [N.E.]

Sim, as leis realmente são diferentes para cada estado norte-americano. Por exemplo, todos os estados têm uma **idade de consentimento**, mas alguns estados também têm regras sobre a diferença de idade entre os(as) parceiros(as). Alguns outros estados dizem que pessoas abaixo de certa idade não podem consentir a qualquer atividade sexual, não importando a idade do(a) parceiro(a).

CONCLUSÃO

Você conseguiu! Passou por todas as perguntas deste livro! Ou simplesmente buscou e leu o que queria — de qualquer maneira, estamos felizes. Responder a perguntas é a melhor parte do nosso trabalho no ICYC. Ele garante que as informações que de fato interessam às pessoas cheguem até elas no momento em que precisam. Apesar de as perguntas que colocamos neste livro cobrirem uma grande quantidade de informações, sabemos que elas não respondem tudo. Portanto, abaixo você encontrará algumas informações extras para ajudar a conectá-lo ainda mais às respostas de que precisa.

Você encontrará a seguir alguns iniciadores de conversa. Você provavelmente notou que sempre batemos na tecla de que é importante conversar com outras pessoas: adultos de confiança, amigos e parceiros. Você pode estar pensando: "Como eu faço isso? O que eu diria?" Essas são perguntas importantes para se fazer e a próxima seção tem a intenção de ajudar. Se ainda estiver sentindo que precisa de mais apoio, pode visitar nossa página no Instagram @incaseyouarecurious. Após os iniciadores de conversa, você verá o glossário que elaboramos para fornecer uma referência mais rápida às palavras presentes neste livro. Se quiser explorar mais estes termos relacionado à saúde sexual, dê uma olhada nele.

Agora você está terminando sua experiência no livro *E aí, vamos falar de sexo?*. Qual é a grande vantagem? Nós queremos que você se lembre, mesmo que seja a única coisa que se lembre: **você merece ter suas perguntas respondidas**, e estamos aqui por você. Agradecemos a sua leitura!

INICIADORES DE CONVERSAS

COMO EU FALO COM MEUS PAIS OU RESPONSÁVEIS?

- "Então, eu estava me perguntando se poderíamos conversar e se eu poderia perguntar a você algumas coisas sobre meu relacionamento."
- "Ei, pai, tenho uma pergunta sobre minha menstruação e não me sinto à vontade para falar com ninguém além de você."
- "Olha, isso é desconfortável, mas eu quero a sua opinião. Como saber que estou pronto(a) para transar?"

COMO EU FALO COM MEU PARCEIRO?

- "Para mim, é muito importante sentir que meu(minha) parceiro(a) se importa comigo, então, gosto de falar ao telefone uma vez por dia. Isso funciona para você?"
- "Sei que temos nos encontrado muito. Gosto muito de você e queria saber se poderíamos começar a ser exclusivos(as)."
- "Eu realmente me preocupo com nosso relacionamento e preciso que você saiba que eu não gosto quando você assume que sempre que nos vemos vamos transar".

> Embora mandar mensagens possa ser sua forma favorita de entrar em contato com alguém, é melhor ter uma conversa importante cara a cara. Ninguém gosta de receber uma mensagem de "precisamos conversar".

COMO EU FALO COM O MÉDICO?

- "Sei que esta é sua profissão, mas é difícil para mim falar sobre meu corpo. Posso lhe perguntar sobre como fazer um exame de mama?"

- "Quero ter certeza de que entendi corretamente. Você pode me explicar como este remédio funciona, outra vez?"
- "Estou bastante nervoso(a) com esse exame. Você pode ir me falando o que está fazendo?"

CONVERSANDO SOBRE GRAVIDEZ:

- "Ei, então, queria lhe perguntar como você se sentiria se nós engravidássemos?"
- "Você se sente pronto(a) para ser pai/mãe?"
- "Estou pronto(a) para fazer sexo, mas não quero ter um filho; o que faríamos se engravidássemos?"

> Conversas sobre gravidez, prevenção da gravidez e de ISTs devem idealmente acontecer antes do sexo.

CONVERSANDO SOBRE LGBTQ+/ IDENTIDADE:

- "Na verdade, eu uso os pronomes com terminação em 'X', ao invés de 'O' ou 'A'."
- "Estou tão feliz por você se sentir confortável em me dizer isso, quero que saiba que eu o(a) apoio e respeito a sua privacidade."
- "Entendo que você esteja curioso(a), mas não quero explicar minha identidade para você nesse momento."

CONVERSANDO SOBRE EXAMES:

- "Antes de transarmos, eu quero saber se você tem alguma infecção sexualmente transmissível."
- "Quando foi a última vez que você fez exames?"
- "Eu estava pensando que poderíamos ir fazer o teste juntos, o que você acha?"

CONVERSANDO SOBRE CONTRACEPTIVOS:

- "Eu sei que não estou pronto(a) para ter uma criança, então, como vamos nos proteger da gravidez quando fizermos sexo?"
- "Já que não queremos uma gravidez inesperada, acho que devemos dividir o custo do anticoncepcional."
- "Acho que devemos usar um preservativo, mesmo que eu esteja tomando pílula, porque a camisinha protege contra ISTs."

CONVERSANDO SOBRE SEXO:

- "Ainda não estou pronto(a) para transar. Como posso mostrar que me importo com você, de outra forma?"
- "Com o que você está confortável em fazer no momento?"
- "Antes de fazermos sexo, quero que fique claro que você não é meu(-minha) único(a) parceiro(a)."

GLOSSÁRIO*

A:

Aborto: interrupção de uma **gravidez**.

Aborto espontâneo: quando um **embrião** ou **feto** morre antes da vigésima semana de **gravidez**.

Aborto medicamentoso: uso de uma combinação de drogas para interromper uma **gravidez**. Também chamado de "**pílula abortiva**".

Aborto na clínica: procedimento que encerra a **gravidez**, feito em um centro de saúde, consultório médico ou hospital.

Absorvente externo: um revestimento absorvente reutilizável ou descartável feito de algodão ou fibras similares que é usado contra a **vulva** para absorver o **fluxo menstrual.**

Absorvente interno: um rolo firme e descartável de algodão absorvente ou outra fibra que vai dentro da **vagina** para absorver o sangue menstrual.

Abstinência: não ter relações sexuais com ninguém.

Abuso sexual: atividade sexual que é prejudicial, exploradora ou não consensual.

Ace: abreviatura de assexual, que significa a **orientação sexual** ou espectro de identidades associado à experiência de não sentir atração sexual por ninguém.

Adolescência: o período de mudança física e emocional entre o início da **puberdade** e o início da vida adulta.

Agênero: não se identificar com nenhum **gênero**.

Agressão sexual: o uso de força ou **coerção**, física ou psicológica, para

* Glossário criado pela Planned Parenthood (28/9/2018) e editado para se adequar ao português brasileiro. [N.E.]

fazer uma pessoa se envolver em atividade sexual.

AIDS (síndrome de imunodeficiência adquirida): estágio mais avançado da infecção pelo vírus **HIV** e que prejudica o sistema imune.

Aleitamento materno (**amamentação**): alimentar um bebê com leite humano. Se feito corretamente, também pode ser usado como método **anticoncepcional** para os primeiros 6 meses após o nascimento do bebê.

Aliado: alguém que está do mesmo lado que você. Muitas vezes utilizado para descrever alguém que toma uma posição contra a opressão ou discriminação e que não é membro do grupo oprimido, por exemplo, uma pessoa branca que se manifesta contra o racismo ou uma pessoa **heterossexual** que se pronuncia contra a **homofobia**.

Amor: um forte sentimento de carinho por outra pessoa. Vem em muitas formas. Existe **amor** por parceiros românticos e também por amigos íntimos, pais, filhos, animais de estimação, pela natureza ou por algo religioso/espiritual.

Andrógino: parecer ter ambas, nenhuma das duas ou um pouco das características físicas tradicionalmente **masculinas** e **femininas**.

Antibióticos: medicamentos que são usados para curar infecções causadas por bactérias.

Anticoncepcional de emergência: uma forma segura e eficaz de prevenir a **gravidez** após **sexo** desprotegido. Pílulas hormonais de emergência e **DIUs** de cobre são dois métodos de **anticoncepcional de emergência.**

Anticoncepcional oral: outro nome para a **pílula** de controle de natalidade.

Assintomático: que não tem sinais ou sintomas. Muitas **ISTs** são assintomáticas em seus estágios iniciais.

Assumir-se: o mesmo que "sair do armário". É o processo de estar aberto sobre a própria **orientação sexual** ou **identidade de gênero.**

Atração romântica: um desejo por intimidade (mas não necessariamente sexual), conexão com outra pessoa.

Autoestima: sentimento de satisfação e apreciação em relação a si mesmo, conhecendo e valorizando suas qualidades, habilidades, personalidade, seu modo de agir, viver e ver o mundo.

B:

Bexiga: o órgão que recolhe e armazena a urina (xixi). A **bexiga** é esvaziada através da **uretra**.

Bigênero: ter dois **gêneros**, identificando-se como um homem e uma mulher, por exemplo.

Bissexual: se sentir atraído sexualmente tanto por homens quanto por mulheres. Às vezes usado para descrever pessoas que são sexualmente atraídas por pessoas de todos os **gêneros**, incluindo **pessoas não-binárias.**

C:

Camisinha: palavra popular para se referir a **preservativo**.

Canal do parto: a passagem do **útero** através do **colo uterino** e **vagina** pelo qual nasce o bebê.

Capuz do clitóris: uma pequena aba de pele formada pelos **pequenos lábios** que cobre e protege o **clitóris**.

Candidíase: um tipo de vaginite causada por qualquer tipo de fungo *Candida*, sendo o mais comum o *Candida albicans*. **Candidíase** também pode ocorrer no **pênis** ou na boca. **Candidíase** na boca (oral) é conhecida como "sapinho".

Características sexuais secundárias: características do corpo que são geradas por **hormônios**. Elas se desenvolvem durante a **puberdade** ou podem ser desenvolvidas com terapia de reposição hormonal. Para pessoas com **vagina**, estas incluem o desenvolvimento dos **seios** e quadris alargados. Para pessoas com **pênis**, incluem o desenvolvimento de pelo facial e voz mais grossa. Além disso, todos desenvolvem

pelos pubianos e pelos nas axilas.

Casamento: a união social e legalmente reconhecida de dois cônjuges.

Celibato: não fazer **sexo**.

Célula reprodutiva ou **célula sexual**: células específicas — **óvulos** e **espermatozoides** — que podem se unir para viabilizar a reprodução.

Censura: quando algo é proibido porque é considerado ofensivo ou perigoso.

Cesárea: dar à luz quando um médico remove cirurgicamente o bebê do **útero**. Abreviação de cesariana.

Ciclo de fertilidade: outra forma de dizer o **ciclo menstrual**. O padrão mensal de **ovulação**, o desprendimento do revestimento do **útero** (**menstruação**) e a preparação do corpo para outra **ovulação**.

Ciclo menstrual: o tempo desde o primeiro dia da **menstruação** até o primeiro dia do período seguinte. Durante o **ciclo menstrual**, o revestimento do **útero** fica mais grosso, um **óvulo** é liberado dos **ovários** e o revestimento uterino descama.

Circuncisão: um procedimento cirúrgico para remover o **prepúcio** do **pênis** ou parte do **clitóris**.

Cirurgia de redesignação sexual: cirurgia em órgãos sexuais ou em **características sexuais secundárias** para combinar com a **identidade de gênero** da pessoa.

Cisgênero: aqueles que se identificam como o **gênero** que lhes foi atribuído ao nascer. Por exemplo, um bebê nascido com uma **vulva** é categorizado como uma menina. Se a pessoa também se identifica como uma menina ou mulher ao longo da vida, ela é considerada **cisgênero**. Em outras palavras, **cisgênero** descreve alguém que não é **transgênero**.

Ciúmes: sentimentos de ansiedade em relação à atenção, ao **amor** e ao comprometimento de um *crush* ou parceiro. Medo de que um parceiro tenha sentimentos por outra pessoa.

Clamídia: uma **IST** muito comum que é causada por uma bactéria e pode ser curada com **antibióticos**. Se não for tratada, a **clamídia** pode causar **infertilidade** e artrite.

Clímax: ter um **orgasmo**.

Clitóris: órgão sexual cujo único propósito conhecido é prazer sexual. O **clitóris** incha de sangue durante a **excitação**. A parte externa do **clitóris** está localizada na parte superior/frente da **vulva**, bem acima da **uretra** (buraco por onde sai o xixi). A parte interna do **clitóris**, que é muito maior, inclui um eixo e dois crus (raízes ou pernas) de tecidos que se estendem até cinco centímetros no corpo em ambos os lados da **vagina** para se prender ao osso púbico.

Coceira de jóquei: uma infecção de pele fúngica muito comum no **escroto, pênis** ou área da virilha. Provocada pelo uso de roupas apertadas, muito suor ou por a pessoa com **pênis** não secar cuidadosamente as **genitais** depois do banho. A **coceira de jóquei** pode causar uma erupção cutânea avermelhada e escamosa que pode inflamar, coçar e doer.

Coerção: forçar alguém a fazer algo que não quer, muitas vezes com ameaças ou manipulação emocional.

Coito: geralmente, **sexo** que inclui penetração da **vagina** com um **pênis**. Também pode descrever penetração do ânus com um **pênis**.

Coito interrompido: retirar o **pênis** da **vagina** antes da **ejaculação**, a fim de evitar a **gravidez**, também chamado "**tirar antes de ejacular**".

Coletor menstrual: um recipiente de látex ou silicone que é inserido na **vagina** para coletar o **fluxo menstrual.**

Colo uterino: a parte estreita e inferior do **útero**, com uma pequena abertura que conecta o **útero** à **vagina**.

Concepção: o início da **gravidez**. O momento quando o pré-embrião se prende ao revestimento do **útero** e começa a **gravidez**.

Consentimento parental: uma exigência de que um ou ambos os pais deem permissão para um menor de idade (alguém com idade inferior a dezoito anos) faça algo. Muitos estados norte-americanos têm leis de **consentimento parental** para casos de aborto. Geralmente, não é necessário consentimento parental para obter **contraceptivos** e exames de **ISTs**.

Contração: o aperto do **útero** que ocorre várias vezes durante o parto, causando cólicas intensas.

Contraceptivo: qualquer comportamento, dispositivo, medicação ou procedimento utilizado para evitar a **gravidez**. Também conhecido como **anticoncepcional** ou controle de natalidade.

Contraceptivo de barreira: método que bloqueia a passagem do esperma através do **colo uterino** (a barreira entre a **vagina** e o **útero**). Inclui **camisinhas**, **camisinhas femininas**, diafragmas, capuz cervicais, espermicidas e esponjas.

Contraceptivos hormonais: métodos de controle de natalidade que usa **hormônios** para evitar a **gravidez**. Incluem o **implante**, o **DIU** hormonal, a **pílula**, o adesivo, o anel e a injeção.

Contraceptivos hormonais combinados: métodos contraceptivos — a **pílula**, o adesivo, o anel — que contém dois **hormônios**: **estrogênio** e progestina.

Contraceptivos orais combinados: **pílulas anticoncepcionais** orais que contêm dois **hormônios**: **estrogênio** e **progesterona**.

Corpo cavernoso: uma estrutura de **tecido erétil** e nervos que tem aspecto tubular e forma o corpo do **pênis** e do **clitóris**.

Cybersex: encontros sexuais que acontecem online, usando câmeras de vídeo, e-mail ou mensagens instantâneas.

Cyberstalking: rastrear e seguir a presença on-line e comunicações de alguém de uma forma ameaçadora.

D:

Date rape: termo em inglês para contato sexual forçado por alguém que a vítima conhece ou está namorando.

Dental dam: um pedaço fino e quadrado de látex que ajuda a prevenir a propagação de **ISTs** quando colocado sobre a **vulva** ou o ânus durante o **sexo oral**. Mais comumente conhecido e utilizado nos Estados Unidos.

Dentro do armário: "estar no armário" ou "ser não assumido", significa não compartilhar ou não poder compartilhar sua identidade **LGBTQ+** consigo mesmo ou com outros.

Designação de sexo: a designação de **sexo biológico feminino**, **masculino** ou **intersexo**, usualmente feita por um médico no momento do nascimento. O **sexo** que aparece na certidão de nascimento de uma pessoa.

Dispositivo intrauterino (DIU): um pequeno dispositivo que é colocado no **útero** para evitar a **gravidez**. É seguro, de longo prazo, reversível e um dos métodos **contraceptivos** mais eficazes. Um dos tipos de **DIU** usa cobre para prevenir a **gravidez**. Outros usam **hormônios** para evitar a **gravidez**.

Doença inflamatória pélvica (DIP): uma infecção no **útero**, **tubas uterinas** e/ou **ovários** que pode levar à **infertilidade**, **gravidez ectópica** e dor crônica. É frequentemente causada por **ISTs** não tratadas como **gonorreia** e **clamídia**.

Doença sexualmente transmissível (DST): infecções que são passadas de uma pessoa para outra durante o **sexo vaginal**, **anal** ou **oral** ou por contato pele a pele com áreas infectadas. Mais precisamente chamadas de **infecção sexualmente transmissível.**

Dois-espíritos: um termo amplo para uma **identidade de gênero**, comumente usado por índios americanos/nações nativas norte-americanas. Refere-se a pessoas que têm tanto partes **masculinas** como **femininas**

em suas identidades e por isso são tratadas como se tivessem um terceiro **gênero** dentro dessas culturas.

Drag Queen: *cross-dressing* para entretenimento.

Ducha íntima: um spray de água, com medicamento ou produto de limpeza, introduzido na **vagina**.

Duplo critério: expectativas, padrões morais ou regras desiguais que permitem que um grupo tenha mais privilégios do que outro grupo dentro de uma sociedade; esse tipo de pensamento, por exemplo, é o que coloca mais restrições às mulheres do que aos homens no que diz respeito a comportamentos sexuais.

E:

Eficácia do método: quão bem um tipo particular de **contraceptivo** previne a **gravidez**.

Ejaculação: o momento em que o **sêmen** jorra da abertura da **uretra** na **glande** do **pênis**.

Elx/delx ou **elu/delu**: algumas formas de modificação de pronomes que já são utilizadas para se referir de maneira neutra a alguém que não se identifique com os pronomes que demonstram **gênero**.

Embrião: o organismo que se desenvolve a partir de um pré-**embrião** durante o segundo mês de **gravidez**. Esta etapa da **gravidez** dura cerca de cinco semanas. Os embriões então se desenvolvem em **fetos**.

Endometriose: uma condição na qual o tecido endometrial (o tecido que reveste o **útero**) cresce para fora do órgão, causando dor, especialmente antes e durante a **menstruação**.

Enjoo matinal: náuseas e vômitos que ocorrem durante o primeiro trimestre de **gravidez**.

Epidídimo: o tubo que parte dos **testículos** até os **vasos deferentes**. Os **espermatozoides** são armazenados no **epidídimo** antes da **ejaculação**. Ele é firmemente enrolado em cima e atrás dos **testículos**.

Epidural: uma injeção de medicamentos para dor usada durante o parto.

Ereção: um **pênis ereto,** quando fica cheio de sangue.

Erótico: sexualmente excitante.

Escape: sangramento leve que não acontece durante a **menstruação**.

Escroto: um saco de pele, dividido em duas partes, que segura os **testículos**.

Esguicho ou ***squirting***: **ejaculação** de pessoas com **vulva**, às vezes chamado de "**ejaculação feminina**". O fluido vem das glândulas de Skene, que estão localizadas na **vulva**, perto da abertura da **uretra**. O **esguicho** acontece em cerca de uma em cada dez mulheres.

Espéculo: um instrumento de plástico ou metal usado para separar as paredes da **vagina** para que o médico ou enfermeiro possa examinar a **vagina** e o **colo do útero**.

Espermatozoide: uma **célula reprodutiva** que se combina com um óvulo para gerar uma **gravidez**. Produzido nos **testículos**.

Estereótipo: um julgamento ou preconceito amplamente popular em relação a uma pessoa ou um grupo.

Estereótipo de gênero: expectativas exageradas sobre a forma como meninos/homens ou meninas/mulheres devem se comportar.

Esterilização: métodos cirúrgicos de controle de natalidade que se destinam a bloquear permanentemente as **tubas uterinas**, para pessoas com **vagina**, ou o **canal deferente**, para pessoas com **pênis**.

Estigma: desaprovação ou julgamento severo, reforçado pelos parâmetros de uma sociedade/cultura, de um determinado comportamento.

Estrogênio: um **hormônio** produzido nos **ovários**, em quantidades bem menores nas glândulas suprarrenais na parte superior dos rins e às vezes até em tecido gorduroso. O **estrogênio** tem um papel importante na **puberdade**, no **ciclo menstrual** e na **gravidez**. Muitas pessoas tomam **estrogênio** extra após a **menopausa** ou como parte da terapia para **transgêneros**.

Estupro: relação sexual sem consentimento.

Estupro de vulnerável: legalmente, contato sexual entre um adulto e qualquer pessoa que esteja abaixo da **idade de consentimento**, seja um contato voluntário ou não.

Exame pélvico: um exame físico da **vulva, vagina, colo uterino, útero** e **ovários**. Pode incluir um **preventivo** ou teste de **HPV**, mas nem sempre.

Excitação: a resposta física do corpo ao desejo e à estimulação. O segundo estágio do ciclo de resposta sexual humana.

Exercícios de Kegel: o aperto e a liberação dos músculos que interrompem a micção para prevenir e melhorar a incontinência urinária, a sensação sexual e ajudar na recuperação do tônus muscular vaginal após o parto. Como exercitam músculos internos, os exercícios podem ser feitos em qualquer lugar, a qualquer momento.

F:

Fase de desejo: o primeiro estágio do ciclo da resposta sexual humana.

Feminino: características e formas de se parecer e de se comportar que uma cultura associa a meninas e mulheres. As pessoas que se adequam a esses parâmetros preestabelecidos são consideradas **femininas**.

Feminismo: a crença de que as pessoas de todos os **sexos** devem ter direitos econômicos, políticos, sexuais e sociais equitativos.

Fertilidade: a capacidade de ter filhos ou de causar uma **gravidez**.

Fertilização: a união de um **óvulo** e de um **espermatozoide**.

Fertilização in vitro (FIV): qualquer método de reprodução assistida em que a **fertilização** ocorre fora do corpo (geralmente em um laboratório), em um esforço para engravidar alguém.

Feto: desenvolve-se a partir do **embrião** na décima semana de **gravidez** e recebe alimento através da **placenta**.

Fluxo menstrual: quantidade de sangue que sai do **útero** durante o **ciclo menstrual**.

G:

Gay: quando uma pessoa que se identifica como homem se sente sexual ou romanticamente atraído por pessoas desse mesmo **gênero**.

Genderqueer: um termo para pessoas que não se identificam como homem, mulher ou cuja identidade está fora do âmbito tradicional de **gênero binário.** Algumas pessoas usam o termo ***genderqueer*, não-conformista** e **não-binário** da mesma forma e outras não. Muitas pessoas usam o termo também para identificar seu **gênero** como não-normativo de alguma forma. Por exemplo, uma pessoa pode se identificar tanto como mulher **cisgênero** como ***genderqueer***.

Gênero: um status social e legal de homem ou mulher. Um conjunto de expectativas da sociedade sobre comportamentos e características. Cada cultura tem padrões sobre a forma como as pessoas devem se comportar com base no fato de serem homens ou mulheres.

Gênero binário: a ideia de que existem apenas duas categorias de **gênero** (**masculino** e **feminino**) que são mutuamente excludentes (isto é, só se pode ser um ou o outro) e diferentes uma da outra.

Gênero-fluido: a flexibilidade das expressões de **gênero** e identidades, que podem mudar com o tempo ou mesmo de dia para dia. Uma pessoa **gênero-fluido** pode se sentir homem em alguns dias, mulher em outros ou nenhum dos dois. Uma pessoa **gênero-fluido** pode se identificar como ***genderqueer***.

Genes: cadeias microscópicas nas células que carregam informações únicas sobre você, mas inclui parte de sua família biológica, desde a cor dos olhos, altura, tipo de corpo e personalidade.

Genital: **sexo** externo e órgãos reprodutivos, como a **vulva**, o **pênis** e o **escroto**.

Ginecologista: médico especializado em cuidados de saúde para **vulva, vagina, útero, ovários** e **seios**.

Glande: a ponta macia e altamente sensível do **clitóris** ou **pênis**, também chamada de “cabeça” do **pênis**.

Glândulas de Cowper: produzem o **líquido pré-ejaculatório**, um fluido claro que prepara a **uretra** para a **ejaculação**. Também reduz o atrito na **uretra**, tornando a passagem do **sêmen** mais fácil.

Gonorreia: uma **IST** bacteriana que é fácil de tratar, mas, se for deixada sem tratamento pode levar à **infertilidade**, artrite e problemas cardíacos. Muitas vezes não apresenta sintomas.

Grandes lábios: os lábios externos da **vulva**.

Gravidez: quando alguém está carregando um **feto** em desenvolvimento em seu **útero**. Começa com a implantação do **pré-embrião** e progride através de todas etapas até o nascimento, a não ser que seja interrompida por **aborto espontâneo** ou não espontâneo. Dura cerca de quarenta semanas.

Gravidez de alto risco: uma **gravidez** que tem maior probabilidade de ter complicações para a pessoa grávida ou para seu feto.

Gravidez ectópica: uma **gravidez** com risco de vida que se desenvolve fora do **útero**, muitas vezes em uma **tuba uterina**.

H:

Herpes: uma **IST** comum causada por dois vírus diferentes, mas similares: **herpes**-vírus simples tipo 1 (HSV-1) e **herpes**-vírus simples tipo 2 (HSV-2). Ambos os tipos podem causar feridas que aparecem sobre e ao redor das **genitais** ou da boca.

Herpes genital: uma **IST** comum na área do ânus, **colo uterino, pênis, vagina** ou **vulva**. Muito frequentemente não há sintomas — o sintoma mais comum é um aglomerado de lesões. Por ser um vírus, não há cura, mas há tratamento disponível.

Herpes oral: uma infecção da boca com **herpes**-vírus simples 1 ou 2. Geralmente provoca o aparecimento de lesões na área da boca.

Heteronormatividade: a suposição cultural de que todos são héteros (heterossexuais) até que lhe digam o contrário.

Heterossexual: pessoa atraída por pessoas do **gênero** oposto.

Heterossexismo: a crença de que a heterossexualidade é melhor do que outras **orientações sexuais.**

Hímen: pedaço de tecido humano que se estende em parte da abertura da **vagina**.

Histerectomia: cirurgia de remoção do **útero**.

HIV (vírus da imunodeficiência humana): um vírus crônico que decompõe o **sistema imunológico**. Pode levar à **AIDS** se não for tratado.

Homem cis: diminutivo de homem **cisgênero**. Um homem que se identifica com o **sexo** que lhe foi atribuído ao nascer — neste caso, **masculino**. Um homem que não é **transgênero**.

Homofobia: medo ou ódio de pessoas que são **gays, lésbicas** ou **bissexuais**.

Homofobia internalizada: medo de ser **homossexual** ou ter sentimentos negativos consigo mesmo por ser **homossexual**.

Homossexual: pessoa que é atraída por pessoas do mesmo **gênero**.

Hormônios: substâncias químicas que causam mudanças em nossos corpos e no cérebro. Eles existem naturalmente e também podem ser feitos em laboratório.

HPV (papilomavírus humano): uma das **ISTs** mais comum. Alguns tipos de **HPV** podem causar **verrugas genitais**. Outros podem causar câncer do ânus, **colo do útero**, **pênis**, garganta ou **vulva**. Na maioria das vezes, o **HPV** é inofensivo e desaparece sozinho.

I:

Idade de consentimento: a idade em que a lei considera uma pessoa madura o suficiente para decidir ter relações sexuais com alguém.

Identidade de gênero: sentimentos internos e expressões externas individuais do **gênero** da pessoa.

Identidade sexual: compreensão de seu próprio **sexo**, **gênero**, **identidade**, **orientação sexual** e expressão sexual/preferências.

Imagem corporal: atitudes e sentimentos que uma pessoa tem sobre seu corpo e aparência.

Implantação: quando um **pré-embrião** se prende ao revestimento do **útero**. É nesse momento que a **gravidez** começa. Geralmente começa cerca de seis dias após a **fertilização** (quando **óvulos** e **espermatozoides** se encontram) e leva de três a quatro dias para ser concluída.

Implante: uma pequena haste, mais ou menos do tamanho de um palito de fósforo, que evita a **gravidez** por até quatro anos. Um médico ou um enfermeiro insere o **implante** sob a pele da parte superior do braço. Ele libera **progesterona** para evitar a **gravidez**.

Infecção do trato urinário (ITU): uma infecção bacteriana na **bexiga**, nos ureteres ou na **uretra**. Não é sexualmente transmissível. O sintoma mais comum é uma frequente vontade de fazer xixi e dor ao urinar. Curável com **antibióticos**.

Infecção sexualmente transmissível (IST): infecções que são passadas de uma pessoa para outra durante o **sexo vaginal**, **anal** ou **oral** ou contato pele a pele com áreas infectadas. Comumente conhecidas como **doenças sexualmente transmissíveis**.

Infertilidade: a incapacidade de engravidar ou de causar uma **gravidez**.

Inseminação: colocação de **esperma** na **vagina**, **colo do útero**, **útero** ou **trompas de falópio** para causar uma **gravidez**.

Intersexo: um termo geral usado para uma variedade de condições em que uma pessoa nasce com uma anatomia que não se enquadra nas definições típicas de mulher ou homem. Às vezes é atribuído um **gênero feminino** ou **masculino** a uma pessoa **intersexo** ao nascer através de cirurgia, se os **genitais** não forem obviamente **masculinos** ou **femininos**. Bebês **intersexo** são sempre atribuídos a um **gênero** legal, mas às vezes, quando crescem, não se identificam com o **gênero**

selecionado para eles.

Intimidade: a proximidade que você sente quando compartilha coisas privadas com outra pessoa.

J:

K:

L:

Lábios: dobras de pele existentes na **vulva**.

Laqueadura: bloqueio cirúrgico das **tubas uterinas**. Uma forma de **esterilização** — **contraceptivo** permanente.

Lésbica: quando uma pessoa que se identifica como mulher se sente sexual ou romanticamente atraída por pessoas desse mesmo **gênero**.

LGBTQ+: significa **lésbica**, **gay**, **bissexual**, **transgênero**, ***queer***, e o símbolo de + procura incluir aqueles que não se sentem contemplados pelos demais termos.

Libido: sentimento de desejo sexual.

Líquido pré-ejaculatório: o líquido que escorre do **pênis** durante a **excitação sexual** antes da **ejaculação**. Às vezes, ele contém uma pequena quantidade de **esperma**.

Líquido seminal: um líquido que nutre e ajuda os espermatozoides a se movimentarem. Feito nas vesículas seminais.

Lubrificante: produto à base de água, silicone ou óleo utilizado para aumentar o deslizamento e reduzir o atrito durante o **sexo**.

Luxúria: desejo sexual por alguém.

M:

Mamilo: o tecido de tom mais escuro no centro da aréola de cada **seio** em pessoas de qualquer **sexo biológico**. Os **mamilos** podem ficar rígidos quando estimulados pelo toque ou pelo frio. Podem também liberar o leite produzido por pessoas que estão amamentando.

Mamografia: exame que rastreia e tira radiografias dos **seios** para detectar câncer antes que ele possa ser sentido.

Masculino: características e formas de se parecer e de se comportar que a sociedade associa a meninos ou homens. As pessoas que se adequam a esses parâmetros preestabelecidos são consideradas **masculinas**.

Mastectomia: a remoção cirúrgica de uma mama.

Masturbação: tocar o próprio corpo/**genitais** para o prazer sexual.

Masturbação mútua: quando as pessoas se masturbam na presença uma da outra.

Menopausa: quando a **menstruação** se encerra por causa de mudanças hormonais. Geralmente acontece entre os 45 e 55 anos de idade, mas às vezes a **menopausa** acontece mais cedo devido a certas condições.

Menstruação: fluxo mensal de sangue e tecido do **útero** que sai pela abertura da **vagina**.

Método de backup: qualquer método anticoncepcional como **preservativos** ou **coito interrompido**, usado enquanto se espera um método contraceptivo hormonal se tornar eficaz (ou para tornar-se eficaz novamente após um erro ou problema). Algumas pessoas também se referem ao **anticoncepcional de emergência** como **método de backup**.

Misoginia: aversão, desprezo ou ódio às mulheres.

Monogamia: quando duas pessoas decidem ter relações sexuais apenas uma com a outra e mais ninguém.

Muco cervical: secreção que vem da divisão entre o **útero** e a **vagina**. A quantidade e o aspecto do **muco cervical** mudam durante todo **ciclo menstrual**, especialmente em torno do momento da **ovulação**. Pode naturalmente ajudar os **espermatozoides** a se moverem ou ajudar a impedir que eles se movam quando se faz uso de **anticoncepcional**.

Mulher cis: diminutivo de mulher **cisgênero**. Uma mulher que se identifica como o **gênero** que lhe foi designado ao nascer — neste caso, **feminino**. Uma mulher que não é **transgênero**.

N:

Não-conformidade de gênero ou **não-binário**: quando a expressão de **gênero** da pessoa não se encaixa nas categorias tradicionais de homem e mulher (às vezes chamadas de **gênero binário**). Estes rótulos podem incluir alguém que se identifique tanto como mulher quanto como homem ou nem como homem ou mulher ou outro **gênero**. Não é o mesmo que ser **transgênero** e só deve ser usado se alguém se autoidentificar como **não-conformista** ou **não-binário**.

Nude: tipo de fotografia que expõe partes consideradas íntimas de uma pessoa. A "troca de **nudes**" pode acarretar processos judiciais caso a pessoa na foto seja menor de idade ou se fotografias forem enviadas para terceiros sem autorização da pessoa que a enviou originalmente.

O:

Órgãos sexuais/reprodutores: órgãos que se relacionam à reprodução, como **tubas uterinas**, **ovários**, **útero**, **vagina**, **pênis** e **testículos**

Orgasmo: o auge da **excitação sexual**, quando todos os músculos contraídos à **excitação sexual** relaxam, geralmente causando uma sensação muito prazerosa.

Orgasmo noturno: um **clímax** sexual que ocorre durante o sono.

Orgasmos múltiplos: a ocorrência de mais de um **orgasmo** dentro de uma mesma experiência sexual.

Orientação sexual: identidades que descrevem por qual ou quais **gêneros** uma pessoa é romanticamente e/ou sexualmente atraída. Há muitas **orientações sexuais**. Alguns exemplos de **orientações sexuais** são **gays**, **lésbicas**, **heterossexuais** e **bissexuais**.

Outing: termo em inglês que designa o ato de revelar a **orientação**

sexual ou **identidade de gênero** de uma pessoa, sem que ela tenha compartilhado ou desejado compartilhar.

Ovários: os dois órgãos que armazenam e liberam os **óvulos**. **Ovários** também produzem **hormônios**, incluindo **estrogênio**, **progesterona** e **testosterona**.

Ovulação: quando um ovário libera um óvulo.

Óvulo: **célula reprodutiva** armazenada nos **ovários** e liberada durante a **ovulação**. A **gravidez** acontece quando os espermatozoides entram em um **óvulo** e crescem em uma bola de células que se implanta no interior do **útero**.

P:

Paixão: atração emocional ou sexual intensa, geralmente de curta duração, por outra pessoa.

Pansexual: ter atração sexual ou **romântica** por pessoas de todos os **gêneros**.

Papanicolau: exame que busca por células anormais, pré-cancerosas ou cancerosas no **colo uterino**. Às vezes chamado de **preventivo**.

Papéis de gênero: padrões sociais sobre os comportamentos **feminino** e **masculino** apropriados.

Parto normal: dar à luz expelindo o bebê pela abertura da vagina; também chamado de parto vaginal.

Pelos pubianos: pelos que crescem ao redor dos órgãos sexuais. Os **pelos pubianos** são uma **característica sexual secundária** que aparece durante a **puberdade**.

Pênis: um órgão reprodutivo e sexual feito de tecido esponjoso que se enche de sangue durante a **excitação sexual**, um processo conhecido como **ereção**. A urina e o **sêmen** passam através do **pênis**.

Pênis intacto: um **pênis** com **prepúcio**, também chamado de incircuncidado.

PEP (profilaxia pós-exposição): medicamentos que ajudam a prevenir o HIV (ou outras infecções) se iniciados dentro de poucos dias depois da pessoa ter sido exposta.

Pequenos lábios: os lábios internos da **vulva**.

Pílula: refere-se aos **anticoncepcionais orais**, um tipo de **contraceptivo hormonal**.

Pílula abortiva: descreve o processo de **aborto medicamentoso**.

Pílula combinada: uma **pílula** anticoncepcional que contém dois **hormônios**, **estrogênio** e **progesterona**.

Pílula do dia seguinte: **anticoncepcional de emergência** que pode ser usado dentro de 120 horas (cinco dias) após a realização de **sexo vaginal** desprotegido para diminuir as chances de **gravidez**.

Piolhos pubianos: pequenos insetos que podem ser sexualmente transmitidos. Eles vivem em **pelos pubianos** e causam coceira intensa nas **genitais**. Também conhecidos como chatos.

Placenta: o órgão formado na parede do **útero** que fornece oxigênio e outros nutrientes a um **feto** durante a **gravidez** e através do qual os resíduos do **feto** são eliminados.

Planejamento familiar: fazer planos e tomar medidas, como usar **anticoncepcionais**, para ter o número de filhos que deseja, quando quiser.

Platônico: não sexual.

Poliamor: ter relações sexuais ou românticas com mais de uma pessoa, com o consentimento de todos os envolvidos.

Polução noturna: **ejaculação** durante o sono; ocorre com mais frequência durante a **puberdade**.

Ponto G (Ponto de Gräfenberg): uma área dentro da **vagina** altamente sensível ao toque, que se localiza ao longo da parede superior da **vagina**. A estimulação do **Ponto G** pode levar a uma intensa **excitação** e orgasmo para algumas pessoas.

Pornô (pornografia): vídeo, fotos ou palavras que são feitas para a **excitação sexual**.

Pornografia infantil: imagens de crianças projetadas para serem sexualmente excitantes. Fazer, distribuir e consumir **pornografia infantil** é crime.

Pós-parto: momentos que seguem o nascimento de um bebê.

Preferência sexual: pessoas, atividades ou outras coisas que cada indivíduo gosta de uma maneira sexual.

Preliminares: beijar, abraçar, esfregar, acariciar, tocar, dentre outros atos que levam ao **sexo**. As **preliminares** podem prolongar e/ou aumentar a **excitação** e prazer.

PrEP (**profilaxia de pré-exposição**): medicamento tomado diariamente para reduzir o risco de contrair **HIV**.

Prepúcio: pele que cobre e protege a **glande** (cabeça) do **pênis** e estica quando o **pênis** se torna ereto. Um **pênis** circuncidado é aquele que teve o **prepúcio** removido.

Preservativos: também conhecidos como **camisinha**, os **preservativos** são um método **contraceptivo** de **venda livre** e o método mais seguro de prevenção contra **ISTs** para quem pratica atividades sexuais. Os **preservativos** externos cobrem o pênis, enquanto os preservativos internos vão dentro da vagina ou ânus. São feitos de látex, poliuretano, poliisopreno ou pele de coredeiro — mas a **camisinha** feita de pele de cordeiro não protege contra **IST**.

Preventivo: termo comumente usado para descrever o exame **Papanicolau**, que procura por células anormais, pré-cancerosas ou cancerosas no **colo uterino**.

Primeiro trimestre: os primeiros três meses de **gravidez**.

Pró-escolha: apoiar o direito ao **aborto** legal e seguro.

Profissional da saúde: profissional qualificado da área da saúde, como médicos, enfermeiros, técnicos de enfermagem, enfermeiros obstetras e outros tipos de assistentes clínicos.

Progesterona: **hormônio** produzido nos **ovários** que ajuda a regular a **puberdade**, a **menstruação** e a **gravidez**.

Próstata: glândula que produz um fluido que ajuda os **espermatozoides**

a se locomoverem. A **próstata** pode ser muito sensível ao toque e muitas pessoas gostam de estimular a **próstata** para o prazer sexual.

Puberdade: o tempo entre a infância e a vida adulta; quando as pessoas amadurecem física e sexualmente. A **puberdade** é marcada por mudanças como o desenvolvimento mamário e a **menstruação** ou crescimento de pelos e a **ejaculação**.

Pum vaginal: o som que é feito quando ar é liberado da **vagina**. É comum que entre ar dentro da **vagina** durante o **sexo vaginal** ou colocação de **absorventes internos**, penetração de dedos ou de brinquedos sexuais.

Q:

Queer: uma palavra que pode se referir a uma variedade de identidades sexuais e **identidades de gênero** que são qualquer outra coisa além de **heterossexual** e **cisgênero**. No passado, ***queer*** era usado como xingamento e pode ainda ser ofensivo para alguns. No entanto, muitas pessoas usam a palavra com orgulho para se identificarem.

Questionamento: exploração quanto à própria **orientação sexual** ou **identidade de gênero**

R:

Relação sexual: sinônimo de praticar **sexo**.

S:

Saúde sexual: desfrutar de bem-estar emocional, físico e social em relação à própria **sexualidade**, incluindo expressão sexual livre e responsável que compõe a experiência humana como um todo. (A **saúde sexual** não é apenas a ausência de disfunção sexual ou doença.)

Seguro de saúde: um plano ou programa que ajuda a pagar despesas médicas, como medicamentos, consultas clínicas e cirurgia.

Segundo trimestre: os segundos três meses de **gravidez**.

Seios: as duas glândulas no tórax. Considerados órgãos sexuais porque são frequentemente sensíveis sexualmente e podem inspirar desejo sexual. Como glândulas mamárias em outros mamíferos, eles produzem leite durante e após a **gravidez**.

Sêmen: fluido que contêm **espermatozoides** que é ejaculado a partir do **pênis** durante o **orgasmo**. O **sêmen** é composto de fluido das vesículas seminais, o fluido da **próstata** e o **esperma** dos **testículos**.

Sexismo: discriminação sistêmica e individual contra a mulher.

Sexo: ato de relação sexual vaginal, anal, manual (usando mãos) ou estimulação oral-genital, com um parceiro. Também se refere ao conjunto de características biológicas que determinam se uma pessoa é do **sexo feminino**, **masculino** ou **intersexo** no momento de seu nascimento (**sexo biológico**). O **sexo biológico** de uma pessoa pode não corresponder à sua respectiva **identidade de gênero**.

Sexo anal: sexo em que o **pênis** ou um brinquedo sexual entra no **ânus**.

Sexo casual: **sexo** entre pessoas que não estão em um relacionamento uma com a outra.

Sexo mais seguro: formas pelas quais as pessoas reduzem o risco de obter **infecções sexualmente transmissíveis**, incluindo o **HIV**. Um termo mais preciso do que "**sexo** seguro", pois nenhum ato sexual está completamente a salvo da possibilidade de transmitir uma infecção.

Sexo não penetrativo: atividade sexual que não inclui **sexo vaginal** ou **anal**.

Sexo oral: **sexo** envolvendo a boca e as **genitais**, incluindo cunilíngua, anilíngua e felação.

Sexo vaginal: **sexo** em que um **pênis** entra numa **vagina**.

Sexting: termo em inglês para o ato de enviar de mensagens de texto ou imagens com conteúdos sexuais.

Sexualidade: **sexo**, **identidade de gênero**, **orientação sexual**, **preferência sexual** e a forma como estas coisas interagem com a vida emocional, física, social e espiritual. O modo como a **sexualidade** é entendida tem forte influência da sua família e das normas sociais de sua comunidade.

Sífilis: uma **infecção sexualmente transmissível** bacteriana que é facilmente curada com **antibióticos**, mas pode causar danos irreversíveis se não for tratada.

Síndrome do Choque Tóxico (**SCT**): um raro, mas muito perigoso crescimento excessivo de bactérias na **vagina**. Os sintomas incluem vômitos, febre alta, diarreia e erupção cutânea. É um possível resultado de deixar um objeto (incluindo **absorventes internos** e esponjas **contraceptivas**) na **vagina** por muito tempo.

Sistema imunológico: a proteção natural do corpo contra infecções e doenças.

Stalking: seguir ou rastrear alguém pessoalmente ou on-line sem consentimento.

T:

Taxa de fertilidade: o número de nascidos vivos por mil mulheres em idade reprodutiva (15-44).

Tecido erétil: tecido esponjoso no **pênis/clitóris** que endurece quando cheio de sangue.

Terceiro trimestre: os últimos três meses de **gravidez**.

Testículos: duas glândulas em forma esférica dentro do **escroto** que produzem **hormônios**, incluindo a **testosterona**. Cada **testículo** também tem várias centenas de pequenos lóbulos, que contêm minúsculos túbulos seminíferos semelhantes a fios que produzem **esperma**. Também chamados de "**bolas**".

Testosterona: um **hormônio** androgênico produzido nos **testículos** e em quantidades menores nos **ovários**. Geralmente associado às **características sexuais secundárias masculinas**. Pode ser tomado sinteticamente como tratamento de afirmação de **gênero** para homens **trans.**

Tirar antes de ejacular: tirar o **pênis** da **vagina** antes da **ejaculação** a fim de evitar a **gravidez**. Também chamado de "**coito interrompido**".

Trabalho de parto: o processo de parto, incluindo tudo, desde as contrações do **útero** e a dilatação do **colo uterino** até a saída da criança e finalmente da **placenta.**

Trans: abreviação de **transgênero**. Um termo geral usado para descrever alguém cuja expressão de **gênero/identidade de gênero** é diferente do **sexo** que lhes foi atribuído ao nascer. Algumas pessoas colocam um asterisco no final do **trans*** para expandir a palavra e incluir todas as pessoas com identidades **não-conformistas** e expressões de **gênero.**

Transfobia: medo e ódio das pessoas que são ou são percebidas como **trans** ou **não-conformistas.**

Transgênero: um termo geral usado para descrever alguém cuja expressão de **gênero/identidade de gênero** é diferente do **sexo** que lhes foi atribuído ao nascer.

Transição: o processo de uma pessoa mudar para se apresentar com o **gênero** que ela se identifica. A **transição** significa diferentes coisas para cada pessoa. Pode envolver qualquer uma das seguintes: **assumir-se** para a própria família, mudar os pronomes e as palavras usadas para descrever o **gênero**, mudar a aparência externa, mudar o nome ou começar um tratamento de redesignação de **gênero** (**cirurgia** ou **hormônios**).

Tubas uterinas: um dos dois tubos estreitos que carregam o **óvulo** do **ovário** até o **útero** durante a **ovulação.**

U:

Ultrassom: tipo de exame que cria uma imagem dos órgãos através de ondas sonoras nos órgãos internos. É frequentemente usado para descobrir ou monitorar uma **gravidez**, mas tem uma variedade de usos médicos.

União estável: uma relação comprometida e de longo prazo entre duas pessoas não casadas mas que vivem juntas.

Uretra: tubo que esvazia a **bexiga** e transporta a urina para a abertura uretral (o buraco por onde você faz xixi). A **uretra** também transporta **ejaculação** e **líquido pré-ejaculatório** em pessoas com **pênis**.

Uso perfeito: quão eficaz seria um método **anticoncepcional** se sempre usado exatamente da maneira correta. Ver "**uso típico**".

Uso típico: a eficácia de um determinado método **anticoncepcional**, levando em conta quando as pessoas não usam o método de forma consistente ou correta. Como esse termo olha para o mundo real, é uma maneira mais precisa de descrever quantas pessoas engravidam usando o método.

Útero: órgão reprodutor em forma de pera a partir do qual pessoas menstruam e onde se desenvolve uma **gravidez**. Também chamado de "ventre".

V:

Vagina: a passagem elástica que conecta a **vulva** ao **colo uterino** e o **útero**. É de onde sai a **menstruação**, por onde o bebê sai do corpo da mãe durante o parto e/ou o lugar em que a penetração sexual (por um **pênis**, um dedo, brinquedo sexual etc.) pode acontecer. Durante a **menstruação**, é o lugar em que são colocados os **absorventes** internos ou coletores menstruais.

Vaginose bacteriana (**VB**): inflamação da **vulva/vagina** (vaginite) causada por uma mudança no equilíbrio das bactérias da **vagina**. Não é uma **IST**. Coisas como **duchas íntimas** e ter um novo parceiro podem ocasionar uma **VB**.

Vasectomia: bloqueio cirúrgico do **vaso deferente** (cada um) para o controle permanente da natalidade.

Vasos deferentes: um tubo longo e estreito que transporta o **esperma** de cada **epidídimo** para as **vesículas seminais** durante a **ejaculação**. Este é o tubo que é cortado em caso de **vasectomia**, impedindo que o **sêmen** saia do corpo.

Venda livre: medicamento disponível sem receita médica.

Verrugas genitais: protuberância da cor da pele sobre ou perto do **pênis/vulva**, causado por alguns tipos de **HPV** (**papilomavírus humano**).

Geralmente são indolores, mas podem causar coceira.

Vesículas seminais: pequenos órgãos localizados abaixo da **bexiga** e conectados à **uretra** que produzem fluido seminal.

Vibrador: um brinquedo sexual movido à eletricidade que aplica vibrações a partes do corpo para estimular o prazer sexual.

Violência conjugal: um padrão de violência emocional, abuso verbal, físico ou sexual no contexto de um relacionamento. Também chamado de "violência doméstica", "relacionamento abusivo" e "relacionamento tóxico".

Virgindade: nunca ter tido relações sexuais. Pode significar coisas diferentes a cada pessoa. Por exemplo, muitas pessoas pensam que se "perde a **virgindade**" quando se faz **sexo vaginal**. Outros pensam que se perde a **virgindade** se você tem outros tipos de atividade sexual, como **sexo oral** ou **sexo anal**.

Vírus da hepatite B (HBV): uma infecção viral que pode ser sexualmente transmitida. Pode levar a problemas hepáticos perigosos em algumas pessoas.

Vulva: os órgãos sexuais externos que incluem o **clitóris**, **lábios (grandes e pequeno)**, abertura para a **vagina** (*introitus*), abertura para a **uretra** e duas glândulas de Bartholin.

W:

X:

Y:

Z:

Zigoto: o organismo unicelular que resulta da união do **óvulo** e do **espermatozoide** (**fertilização**).

AGRADECIMENTOS

Primeiramente, é importante agradecer a todos os educadores sexuais que estão por aí. Todos eles. Alguns deles estão nas escolas, alguns trabalham para organizações sem fins lucrativos, alguns fazem isso apenas porque os jovens confiam neles e sabem que é seguro conversar com eles. Para todos, obrigado. Este livro é dedicado ao serviço e paixão deles e nós, os educadores do Responsible Sex Education Institute of Planned Parenthood de Rocky Mountains, estamos orgulhosos de estar ao seu lado neste trabalho.

Um agradecimento especial a todos os jovens que nos enviam mensagens de texto com suas perguntas. Estamos comprometidos a ser um recurso para vocês, independentemente de onde moram. Obrigado por confiarem em nós.

Agradecemos à Planned Parenthood Federation of America e à Trans Student Educational Resources. É uma honra trabalhar neste espaço com vocês e nós apreciamos muito seu apoio à medida que trabalhamos para munir os jovens com as informações de que precisam para viverem vidas saudáveis.

Queremos agradecer às Planned Parenthoods de todos os lugares, especialmente à Planned Parenthood de Rocky Mountains. Continuaremos a lutar pela liberdade reprodutiva que *todas* as pessoas merecem e estamos orgulhosos de fazer parte deste trabalho.

Finalmente, queremos agradecer à incrível equipe da Responsible Sex Education Institute. Especificamente, Molly Alderton, Daniela Fellman, Meghan Hilton, Julie LaBarr, Alison Macklin, Elizabeth Weyer-Hudson,

Becki Jones, Liza Bley, Rebekkah Abeyta, Tati Santos, Lizzie Smalls, Ryan Garcia, Brandi Lucero, Jax Sugars, Myra Llerenas, Andy Nuanhngam, Persephone Wilson, Brenda Hernandez, Julissa Salas, Dawn Canty, Rosita Castillo e Robert Thurmond. Somos muito gratos por suas contribuições para o livro e para o serviço de mensagem do ICYC.

NOTAS DE FIM

1 PLANNED PARENTHOOD. "State of Sex Education in USA | Health Education in Schools." *Planned Parenthood*. Acesso: 01 de fevereiro de 2019. https://www.plannedparenthood.org/learn/for-educators/whats-state-sex-education-us.

2 GUTTMACHER INSTITUTE. "Sex and HIV Education." 02 de janeiro de 2019. Acesso: 01 de fevereiro de 2019. https://www.guttmacher.org/state-policy/explore/sex-and-hiv-education.

3 GUTTMACHER INSTITUTE. "Sex and HIV Education.". 02 de janeiro de 2019. Acesso: 01 de fevereiro de 2019. https://www.guttmacher.org/state-policy/explore/sex-and-hiv-education.

4 JIO, Sarah. "All the Ways You Can Burn Calories During Sex." *Woman's Day*. 06 de janeiro de 2019. Acesso: 01 de fevereiro de 2019. https://www.womansday.com/relationships/sex tips/advice/a1922/8-sexy-ways-toburn-calories-110923/.

5 MACGILL, Markus. "What Is the Average Penis Size?" *Medical News Today*. 03 de Julho de 2018. Acesso: 01 de fevereiro de 2019. https://www.medicalnewstoday.com/articles/271647.php.

6 "How Many Eggs Does a Woman Have?" *WebMD*. Acesso: 01 de fevereiro de 2019. https://www.webmd.com/menopause/qa/how-many-eggsdoes-a-woman-have.

7 "How a Man Produces 1,500 Sperm a Second." *National Geographic*. 19 de março de 2010. Acesso: 01 de fevereiro de 2019. https://news.nationalgeographic. com/news/2010/03/100318-men-sperm-1500-stem-cellssecond-male-birth-control/.

8 PAPPAS, Stephanie. "Bears Not Attracted to Menstruating Women." *LiveScience*.

25 de agosto de 2012. Acesso: 01 de fevereiro de 2019. https://www.livescience.com/22688-myth-bears-attack-menstruating-women.html.)

9 "Science & Nature - Human Body and Mind - Teenagers." *BBC*. Acesso: 01 de fevereiro de 2019. http://www.bbc.co.uk/science/humanbody/body/articles/lifecycle/teenagers/breast_development.shtml.EndNotes

10 STÖPPLER, Melissa Conrad. "Symptoms of Menopause: at What Age Does It Start?" *eMedicineHealth* [informações médicas e de saúde produzidas por médicos]. Acesso: 01 de fevereiro de 2019. https://www.emedicinehealth.com/menopause/article_em.htm.

11 MAGUIRE, Katie; MAGUIRE, Katie. "Does Sleeping in a Bra Lead to Breast Cancer?" *Well+Good*. 17 de outubro de 208. Acesso: 01 de fevereiro de 2019. https://www.wellandgood.com/good-advice/sleeping-in-brabreast-cancerconnection/slide/2/.

12 "Teen Rights to Sex ed, Birth Control and More in new Mexico — Sex, Etc". Acesso: 01 de fevereiro de 2019. https://sexetc.org/about/.

13 PLANNED PARENTHOOD. "Is My Menstrual Cycle normal? | Facts & Information." Planned Parenthood. Acesso: 01 de fevereiro de 2019. https://www.plannedparenthood.org/learn/health-and-wellness/menstruation/how-do-i-know-if-my-menstrual-cycle-normal.

14 "Why Do You Get Morning Wood? Believe It Or Not, There's An important Scientific Reason." *Men's Health*. 23 de julho de 2018. Acesso: 01 de fevereiro de 2019. https://www.menshealth.com/sex-women/a19548523/what-is-morning-wood/.

15 CARE.COM, INC. "When do Girls Stop Growing?" *Care.com*. Acesso: 01 de fevereiro de 2019. https://www.care.com/c/stories/4218/when-do-girls-stop-growing/.

16 "What's an Adam's Apple? (for Kids)." *KidsHealth*. Junho de 2016. Acesso:

01 de fevereiro de 2019. https://kidshealth.org/en/kids/adams-apple.html.

17 "The Gender Unicorn." *Trans Student Educational Resources.* Acesso: 01 de fevereiro de 2019. http://www.transstudent.org/gender/.

18 PLANNED PARENTHOOD. "LGBTQ Info For Teens | Sexual Orientation & Gender Identity." *Planned Parenthood.* Acesso: 01 de fevereiro de 2019. https://www.plannedparenthood.org/learn/teens/lgbtq/sexual-orientation.

19 PLANNED PARENTHOOD. "Teens Coming Out | How to Come Out to Your Parents & Family." *Planned Parenthood.* Acesso: 01 de fevereiro de 2019. https://www.plannedparenthood.org/learn/teens/lgbtq/coming-out.

20 "STD Facts - Human Papillomavirus (HPV)." *Centers for Disease Control and Prevention.* Acesso: 01 de fevereiro de 2019. https://www.cdc.gov/std/hpv/stdfact-hpv.htm.

21 ESCOBAR, Samantha. "The Condom Timeline: A Detailed History Of Wrapping It Up." *Yourtango.* 06 de agosto de 2013. Acesso: 01 de fevereiro de 2019. https://www.yourtango.com/2013189729/condom-timelinedetailed-history-wrapping-it.

22 "Detailed STD Facts - Chlamydia." *Centers for Disease Control and Prevention.* Acesso: 01 de fevereiro de 2019. https://www.cdc.gov/std/chlamydia/stdfact--chlamydia-detailed.htm.

23 BOSKEY, Elizabeth; OLENDER, Susan. "Waiting For The Right Time to Get Tested if You Have an STD." *Verywell Health.* Acesso: 01 de fevereiro de 2019. https://www.verywellhealth.com/how-long-should i waitfor-std-testing-3132737.

24 "Early Pregnancy Symptoms." *Healthline.* 05 de setembro de 2018. Acesso: 01 de fevereiro de 2019. https://www.healthline.com/health/pregnancy/early-symptoms-timeline.

25 "How Common are Miscarriages?" *WebMd.* Acesso: 01 de fevereiro de 2019. http://www.webmd.com/baby/qa/how-common-aremiscarriages.

26 "Patterned Breathing During Labor: Techniques and Benefits." *American Pregnancy Association*. 26 de setembro de 2017. Acesso: 01 de fevereiro de 2019. http://americanpregnancy.org/labor-and-birth/patternedbreathing/.

27 "Sex After Pregnancy: Set Your Own Timeline." *Mayo Clinic*. 07 Julho de 2018. Acesso: 01 de fevereiro de 2019. https://www.mayoclinic.org/healthy-lifestyle/labor-and-delivery/in-depth/sex-after-pregnancy/art-20045669.

28 "Is It Possible to Get Pregnant From Swimming in a Pool? How Fast is Sperm Killed by Chlorine and Other Chemicals?" *U by Kotex®*. Acesso: 01 de fevereiro de 2019. https://www.ubykotex.com/en-us/periods/vaginal-and-reproductive-health/is-it-possible-to-get-pregnant-fromswimming-in-a-pool-how.

29 CBS NEWS. "Sperm: 15 Crazy Things You Should Know." *CBS news*. 19 de setembro de 2011. Acesso: 01 de fevereiro de 2019. https://www.cbsnews.com/pictures/sperm-15-crazy-things-you-should-know/7/.

30 CALLAHAN, Alice. "What Causes Morning Sickness?" *The New York Times*. 03 de agosto de 2018. Acesso: 01 de fevereiro de 2019. https://www.nytimes.com/2018/08/03/well/what-causes-morning-sickness.html.

31 "Promoting Pregnancy Wellness." *American Pregnancy Association*. Acesso: 01 de fevereiro de 2019. http://americanpregnancy.org/.

32 RAINE-BENNETT, Tina. "Does Using Birth Control Hurt My Chances of Getting Pregnant later?" *Bedsider*. Acesso: 01 de fevereiro de 2019. https://www.bedsider.org/features/76-birth-control-and-infertilitydoes-using-birth--control-hurt-my-chances-of-getting-pregnant-later.

33 GALLO, M.F.; LOPEZ, L.M.; GRIMES, D.A.; CARAYON, F.; SCHULZ, K.F.; HELMERHORST, F.M. "Combination Contraceptives: Effects on Weight." *Cochrane Database of Systematic Reviews* 2014, ed. 1. art. no.: Cd003987. https://www.cochrane.org/Cd003987/FertilreG_effect-of-birth-controlpills-and-patches-on-weight.

34 PLANNED PARENTHOOD. "What Kind of Emergency Contraception is Best For Me?" *Planned Parenthood*. Acesso: 01 de fevereiro de 2019. https://www.plannedparenthood.org/learn/morning-after-pill-emergencycontraception/which-kind-emergency-contraception-should-i-use.

35 "Fertility Awareness: Natural Family Planning (NFP)." *American Pregnancy Association*. 02 de setembro de 2016. Acesso: 01 de fevereiro de 2019. http://americanpregnancy.org/preventing-pregnancy/natural-familyplanning/.

36 PPFAQ. "Plannedparenthood." *Planned Parenthood*. 05 de agosto de 2016. Acesso: 01 de fevereiro de 2019. http://plannedparenthood.tumblr.com/post/148506806862/understanding-consent-is-as-easy-as-friesconsent.

37 "Bystander Intervention Tips." *It's On Us*. Acesso: 01 de fevereiro de 2019. https://www.itsonus.org/wp-content/uploads/2017/04/iOu-Bystander-intervention-tips.pdf.